INDIVIDUUM UND GEMEINSCHAFT

Schriften der Internationalen Gesellschaft für Individualpsychologie

Herausgegeben von

Dr. Alfred Adler, Wien, Dr. Leonhard Seif, München, Otto Kaus, Berlin

7

Individualpsychologie und Schule

von

Elisabeth Bellot

1926

VERLAG J. F. BERGMANN / MÜNCHEN

Inhalt

Elternhaus und Schule

Hier (im Elternhaus, in der Knospenzeit der Kinder)
sind die Erzieher die Horen der Kinder, welche die Him-
melstüren öffnen oder schließen. Hier ist noch die Erziehung möglich, die entfaltende, durch welche die lange
zweite, die heilende oder die Gegenerziehung zu ersparen
wäre.

Die elterliche Hand kann den aufkeimenden Kern,
nicht aber den aufblühenden Baum bedecken und be-
schatten. Alle erste Fehler sind folglich die größten; und
die geistigen Krankheiten werden, ungleich den Pocken,
desto gefährlicher, je jünger man sie bekommt. Jeder neue
Erzieher wirkt weniger ein als der vorige, bis zuletzt,
wenn man das ganze Leben für eine Erziehanstalt nimmt,
ein Weltumsegler von allen Völkern zusammen genommen nicht so viele Bildung bekommt, als von seiner
Amme.

Jean Paul, Die Levana.
Aus der Vorrede zur ersten Auflage.

Elternhaus und Schule sind die Welt, in der das Kind
seine ersten Lebenserfahrungen macht. Hier werden die
Grundlagen gelegt für die Zielsetzung, die der Mensch meist
unverrückbar seine ganze Erdenlaufbahn hindurch festhält.
Elternhaus und Schule haben für das Kind eine Einheit zu
sein, in der es im unendlichen, nie enttäuschten Vertrauen
seinen Mut entwickeln, sein Selbstvertrauen gewinnen, den
Willen zur Gemeinschaft finden und ausbilden kann.
Elternhaus und Schule müssen eine engste Gemeinschaft
bilden. Beide stehen einer gemeinsamen Aufgabe gegenüber,
deren rechte Erfüllung die große Gemeinschaft der Menschen
fördern wird. Eine Harmonie in den Beziehungen der Geschlechter zueinander, die unserem suchenden und bewegten
Zeitalter fühlbar mangelt, wird erreicht werden, wenn wir dem
Kinde während seiner körperlichen und geistigen Wachs-
tumsjahre eine ausgeglichene und ruhige Umgebung gewähren können. Der reine Zusammenklang der individuell verschiedenen Seelen ist nötig in der Ehe und in der Schule. Aber
noch ist wenig erreicht, wenn dieser Zusammenklang nicht
auch hergestellt wird von Elternhaus und Schule. Viel, viel
enger als die Beziehungen jetzt meistens sind, müßten sie sein.
An der Feindseligkeit zwischen Elternhaus und Schule erleidet heute manche Kinderseele nie wieder gut zu machenden

Schaden. Diese Feindseligkeit liegt gewöhnlich nicht offen zutage. Eine große Passivität des Elternhauses der Schule gegenüber oder auch umgekehrt, eine Furcht, die eine Flucht voreinander zeitigt, läßt oft bei oberflächlicher Beobachtung die Meinung entstehen, es sei in dem Maße alles in Ordnung, wie man es bei der heutigen Kultureinstellung verlangen könne. Leider ist es nicht so. Wir sind lange nicht so weit, wie wir sein könnten. Es wird im Verlauf dieser kleinen Schrift immer wieder hingewiesen werden müssen auf die Untrennbarkeit der Erziehungsarbeit in Haus und Schule, deren besondere Wichtigkeit grade auch für das spätere gute Zurechtkommen in der Ehe meist noch gar nicht erkannt wird. Wo auf diese enge Gemeinschaft verzichtet werden muß, wird sich einiges auch erreichen lassen, aber der größte Teil der Arbeit wird vergebens getan, der Erfolg wird gefährdet sein. Das Kind ist der leidtragende Teil, es wird zwischen zwei Welten hin und hergerissen, Unsicherheit der Wirklichkeit gegenüber und Lebensuntüchtigkeit ist die Folge.

Im Elternhaus wird in den ersten Lebensjahren des Kindes der Mutter die ausschlaggebende Rolle zufallen, für die grundlegende, richtige Einstellung des Kindes. Vielleicht die bedeutsamste Aufgabe im Leben des Menschen fällt ihr zu. Erziehungsfehler, in den ersten Lebensjahren des Kindes begangen, geben dem Lebensplan schon die gemeinschaftsfeindliche Richtung. Schwer wird sie wieder verlassen, wenn auch die Mittel und Wege, die zum Ziele des »Oben« führen sollen, bereitwillig und häufig gewechselt werden, bald gemeinschaftsfreundlich, bald feindlich aussehen können. Das Ziel bleibt fiktiv. Andererseits gibt eine ruhige, im individualpsychologischen Sinne geleitete Erziehung dem Kinde die Grundlage, auf der es weiterbauen kann, sie vermittelt ihm die Bereitwilligkeit, sich in die Gemeinschaft einzufügen, aufzunehmen, was ihm in der Schule geboten wird, um tüchtig zu werden für das Leben. Das Elternhaus hat die Aufgabe, das Kind schulbereit zu machen. Diese Forderung hat im wesentlichen die Mutter zu erfüllen. Durch die Hilfsbedürftigkeit des Kindes ist die Mutter gezwungen, ihm einen großen Teil ihrer Zeit zu widmen. Ein Vorwurf, welcher der Mutter gemacht werden könnte, ist in den selteneren Fällen der, daß sie zu wenig Sorgfalt und Mühe aufgewandt habe. Sie geht vielmehr Gefahr, ungeübt im psychologischen Beobachten, nicht zu erkennen, wann die ersten Selbständigkeitsregungen des Kindes verlangen, daß ihm diese Selbständigkeit auch gegeben werde. Gerade die dem oberflächlichen Beobachter besonders sorgfältig und liebevoll erscheinende Mutter erkennt in vielen Fällen selbst nicht, daß sie um ihrem eigenen Geltungsstreben gerecht zu werden, den für sie leichtesten Weg wählt, nämlich das Kind, welches ihr völlig in die Hand gegeben ist, durch Liebe zu beherrschen. Es erfordert gewiß viel Geduld, die ersten Arbeitsversuche des Kindes abwartend, ermutigend, nur sehr vorsichtig selbst eingreifend, anzusehen. Das Kind versucht zum erstenmal einen Knopfverschluß an seiner Kleidung aufzumachen. Die Mutter, welche die große Wichtigkeit begreift, die dieser kleine, dem Erwachsenen so unbedeutend erscheinende Vorgang für das Kind hat, wird ruhig abwarten können. Sie wird es ermuntern, eine Weile dabei allein lassen, schließlich eine Hilfe leisten, die dem Kinde möglichst wenig zum Bewußtsein kommt. Am andern Tag wird sich der Vorgang wiederholen. Sehr schnell lernt das Kind kleine Leistungen vollbringen, erlebt die Freude an der Arbeit und gerät allmählich, je früher, desto besser, in eine gesunde Unabhängigkeit von der Mutter.

Anders die Mutter, deren Streben, ja, deren Stolz es ist, ihr Kind möglichst abhängig von sich zu erhalten, die es am liebsten ihr ganzes Leben lang bemuttern möchte. Manchmal gelingt das zum unendlichen, wenn auch ungewollten Schaden des Menschen nur zu gut. »Mein Kind läßt sich nur von mir anfassen, baden, an- und ausziehen«, hören wir stolz sagen und wissen, daß hier bereits der Lebensplan des Kindes abwegig ist. Sein Weg führt nicht zur Gemeinschaft, es übt sich zu herrschen, erst über die Mutter, später in der Schule und endlich im Leben. In diesem Falle arbeitet es mit untauglichen Mitteln, die versagen werden in dem Augenblick, in dem die Mutter nicht mehr neben dem Kinde stehen kann. Diese Mutter wird die ersten Betätigungsversuche des Kindes verhüten dadurch, daß sie sagt: »Du bist ungeschickt«, oder »Du bist noch zu klein.« Sie macht es lieber selbst. Das Kind gibt seine Versuche zwar nicht leicht auf, aber da die Mutter meist beharrlich ist, dem Kinde immer und überall zu Hilfe kommt, wenn es sich selbst anstrengen will, etwas zu tun, verliert es den Mut, etwas selbst vollenden zu können. Es erfährt, — ohne Hilfe der Mutter geht nichts, und es lernt in seiner ihm eingeredeten Ungeschicklichkeit ein Mittel gebrauchen, die Mutter ständig in seinen Dienst zu stellen. Ein so eng mit der Mutter verbundenes und deshalb unselbständiges Kind ist ein verzärteltes Kind, niemals schulbereit. Es ist abhängig

von der Mutter, der erste Schultag muß die erste einer unendlichen Reihe von Niederlagen werden. Ohne die Mutter glaubt
es nicht auskommen zu können. Durch seine anerzogene Ungeschicklichkeit stellt es eine Zeitlang Lehrer und Klassengenossen in seinen Dienst. Doch bei der großen Zahl der
Schüler einer Klasse kann der Lehrer ihm nicht im gleichen
Maße zur Verfügung stehen, wie die Mutter es tat. Es gerät
gegen die Schulkameraden ins Hintertreffen, wird wohl gar
in guter Absicht, aber natürlich ohne den gewünschten Erfolg,
vom Lehrer bestraft. Die Klassengenossen hänseln es, und es
behält zu guterletzt Recht, erhält bestätigt: ohne die Mutter
kann man nicht zurecht kommen. Unendliche Mühe seitens
der Schule erfordert es, ein so entmutigtes Kind an die Leistung zu bringen. Gelingt es jedoch nicht, die Mutter von der
Abwegigkeit ihrer Erziehung zu überzeugen, arbeitet das
Haus der Schule entgegen, ist oft jede Arbeit umsonst. Die
Schule und später das Leben bleiben ein Leidensweg. Eine
pessimistische, gemeinschaftsfeindliche Lebensauffassung
ist solchen Menschen eigen, und hindert sie überall an der
vollen Entfaltung ihrer Kräfte.

Ist das verzärtelte, unselbständige Kind ein schwieriges
Erziehungsobjekt für die Schule, so ist es das schlecht behan-
delte, aus traurigen Familienverhältnissen kommende, verprügelte Kind nicht minder. Wie oft wird die Schule ihm
gegenüber als Schreckmittel gebraucht, den Lehrer stellt es
sich nur mit dem Stock vor. Mutlos steht es vor den verlangten
Leistungen. Auch diesem Kinde ist die erste Strafe, die es in
der Schule erleidet, der Beweis, daß es Recht hat mit seinem
Mißtrauen. Gewöhnt an Strafe von klein auf in Fällen, in
denen es von seinem Standpunkt aus niemals die Berechtigung der Strafe anerkennen kann, verzichtet es auf irgendeine
Leistung. Es ist unsicher geworden, was der Erwachsene als
Leistung ansieht, was als Unfug. Prügel bekommt es seiner
Meinung nach doch. Das Vertrauen zum Erwachsenen ist
gründlich verloren gegangen. Weit kann der Irrtum im Leben
eines Kindes gehen. Sein unterdrücktes, gekränktes Selbst-
bewußtsein richtet sich auf an dem Erleben, die Eltern, den
Lehrer in Wut gebracht zu haben, da nimmt es die Prügel mit
in den Kauf, ja, es gewöhnt sich sogar daran, wird abge-
stumpft dagegen. Die Prügel versagen nun als Erziehungsmittel vollständig.

Ein Kind wird im Elternhause sorgfältig beobachtet
werden müssen in der bestimmten bewußten Absicht, es so

früh als möglich selbständig zu machen. Dazu gehört, daß man es zeitig mit anderen Kindern, mit anderen Menschen in Berührung bringt. Gutgeleitete Kindergärten und Kinderhorte sind nicht nur anzusehen als notwendiges Uebel, um eine berufstätige Mutter zu entlasten, sie sind nötig, um den Gefahren einer zu großen Engigkeit der Familienerziehung ausweichen zu können. Wenn aber besonders traurige Familienverhältnisse vorliegen, wenn beispielsweise der Vater ein Trinker ist, die Mutter eine untüchtige, asoziale Person, sind Kinderhorte oft der einzige Ruhepunkt im Leben eines Kindes, und wenn sie auch nie die Abwegigkeit des Lebensplanes eines so gedrückten Kindes verhindern können, es bleibt doch ein Restchen Mut vorhanden zum Leben, zur Wirklichkeit, an den später einmal angeknüpft werden kann.

Die Schule, in die das Kind mit dem sechsten Jahre eintritt, bekommt nun in buntem Durcheinander die allerverschiedensten kleinen Menschen, verzärtelte Kinder, verprügelte Kinder und die unendlich vielen verschiedenen Zwischenstufen. Jedes Kind ist bereits eine Persönlichkeit. Jedes Kind hat ein mehr oder weniger betontes Geltungsstreben. Die Mittel und Wege, mit denen das eine Kind sich zur Geltung zu bringen sucht, sind grundverschieden von denen des anderen.

Die Schule kann kein Kind zurückweisen. Sie muß sich die Aufgabe stellen, den Versuch zu wagen, jedem gerecht zu werden. Das kann nur zum Teil gelingen. Aber es scheint mir, daß die Schule auf der Grundlage der individualpsychologischen Erkenntnisse der Lösung ihrer Aufgabe näher kommen könnte.

Der Lehrer

Ist in den ersten Lebensjahren des Menschen meist die Mutter die ausschlaggebende Persönlichkeit für die Richtung, die das Kind bemüht ist, seiner Lebenslinie zu geben, so wird in dem Augenblick des ersten Schulbesuchs auch der Lehrer eine entscheidenden Einfluß auf die Charakterbildung des Kindes gewinnen. Es hängt vom Lehrer ab, ob ein vom Haus gut vorbereitetes Kind bei seiner gemeinschaftsbereiten Lebenseinstellung bleibt. Es liegt nicht selten in seiner Macht, schon krankhaft laufende Lebenslinien, wenn es möglich ist, in der Zusammenarbeit mit dem Elternhause, zurecht zu biegen. Oft wird der Versuch gewagt werden müssen, ein von

Haus aus schwer belastetes Kind, trotz der Feindseligkeit des Hauses der Schule gegenüber, zur Gemeinschaft zu führen. Die Vermittlung des Lehr- und Bildungsstoffes wird nur da wirklich gelingen, wo die Bereitschaft zur Gemeinschaft beim Kinde erreicht ist. Diese Erziehungsarbeit, neben der Vermittlung des Lehrstoffes, möglichst gleichmäßig an allen Kindern zu erreichen, kann nur einer Persönlichkeit geraten, die gewöhnt ist, sich dauernd unter strenge Selbstbeobachtung zu stellen, die den Mut hat, täglich unerbittlich die gemachten Fehler zu erkennen, nicht um daran zu verzweifeln, sondern um täglich neu zu lernen. Der Lehrer muß das fehlerhafte Verhalten des Kindes zuerst betrachten als eine Antwort auf sein eigenes Verhalten. Immer liegt das Bestreben des Kindes zugrunde, ein Minderwertigkeitsgefühl auszugleichen, nach »Oben« zu kommen. Erst wenn bei objektiver Selbstprüfung der Fehler des Kindes nicht, oder nicht ausschließlich, dem Verhalten des Lehrers zuzuschreiben ist, wird die Ursache in der häuslichen Umgebung gesucht werden müssen. Endlich, als letzter wichtiger Grund, werden ungünstige soziologische Verhältnisse leider oft ein unüberwindliches Hindernis darstellen, ein Kind den geraden, gesunden Weg gehen zu lernen.

Der Lehrer hat bewußt und unbewußt Minderwertigkeitsgefühle, wie jedes Individuum, und das Bestreben, dieselben auszugleichen. Genau wie die Mutter bei ihrem Kinde, gerät er in Gefahr, seine Schüler zu benutzen, um auf die leichteste und bequemste Weise sein Machtstreben zu befriedigen. Ob ein Mensch zum Lehrberuf taugt oder nicht, wird davon abhängen, wie er selbst der Wirklichkeit, dem Leben gegenüber steht. Nur einer sicheren, bewußten, gemeinschaftsfähigen Persönlichkeit wird die intuitive Sicherheit inne sein, die unbedingt nötig ist, um die ständig wechselnden, von Fall zu Fall sich ändernden, jeweilig richtigen Erziehungsmittel bei der Hand zu haben. Kein Fall ist dem andern ähnlich. Bei dem einen Kinde wird die nüchterne Feststellung, daß die Arbeit geglückt ist, genügen, es zu weiterer Leistung bereit zu machen, ein entmutigtes Kind wird dagegen einer nachdrücklicheren Anerkennung bedürfen.

Es gibt einige Hauptrichtungen, in denen der Lehrer besonders Gelegenheit hat, sein Geltungsstreben zu befriedigen. Jede ist eine Gefahr, sowohl für den Lehrer, als für die Kinder.

Da ist die sehr beliebte, angeschwärmte und idealisierte

Lehrerpersönlichkeit. Dieser Lehrer benutzt die suchende Unsicherheit der Jugend, um sie völlig von sich abhängig zu machen. Er wird in einem fiktiven Sinne der Führer, der Freund der Klasse. Er erzieht seine Schüler nicht zur Selbständigkeit. Sie prüfen eine Arbeit, eine Leistung nur darauf hin, ob sie ihnen auch einen ersten Platz bei dem angebeteten Lehrer sichere. Sie denken niemals daran, ob die Arbeit für die Gemeinschaft, oder zur Erreichung der Gemeinschaftsfähigkeit, eine nützliche Handlung darstelle. Rivalität entsteht in der Klasse. Jeder will zunächst der Sonne leben. Fast immer finden sich in solchen Klassen einige Schüler, die den Lehrer stark entwerten. Meist sind es Kinder, denen es nicht gelingt, durch irgendeine Leistung die besondere Beachtung des Lehrers zu erreichen. Zwiespalt und Streit wird in die Klasse getragen.

Der Lehrer sieht das wohl alles. Es wird ihm aber kaum zum Bewußtsein kommen, daß er sein Benehmen so einrichtet, um einen Machtgewinn zu erleben. Er beherrscht einen Teil dieser Jugend vollkommen. Auch seinen Kollegen gegenüber erlebt er den Triumph der größeren Beliebtheit bei den Schülern. Die Kosten, daß diese Beliebtheit meist Hand in Hand geht mit der Unbeliebtheit bei den Kollegen, nimmt er willig auf sich. Es wird ja sein Ruhm durch die Schüler einem viel größeren Kreise offenbar. Eine auf gegenseitigem Geltenlassen gegründete Gemeinschaftsarbeit mit den Kollegen lehnt er ab, nicht ohne sich bitter über die Unmöglichkeit einer gemeinschaftlichen Arbeit zu beklagen. Diese wird von ihm aber nur versucht unter der Bedingung der Beherrschung und der Entwertung der Mitarbeiter. Meist sind es jüngere Lehrer und Lehrerinnen, die die schwärmerische Verehrung der Jugend hervorrufen, als ein Mittel, die Klasse zu beherrschen. Die Rückschläge, die nie ausbleiben, zwingen endlich zu einer besseren Spielregel. Mit der zunehmenden Gemeinschaftsbereitschaft, der zunehmenden eigenen Sicherheit tritt ein Verzicht auf diesen Machtgewinn ein. Nicht selten entwickeln sich dann gerade solche Menschen zu zielsicheren und glücklichen Erziehern. Allmählich gelingt ihnen die selbstlose Einstellung zur Jugend. Manche freilich bleiben auf der falschen Linie. Diese Lehrer erleben mit beginnendem Alter eine große Vereinsamung. Ihre Anpassungsfähigkeit, ohne die es nicht gelingt in so hohem Maße Jugendliche an sich zu fesseln, läßt nach, weil die Zeitspanne, die den Erwachsenen vom Jugendlichen trennt, immer größer wird.

Jedes Jahr bekommt der Lehrer neue Jugend in die Hand, er selbst aber wird älter. Zunächst gelingt es ihm noch, diese Tatsache vor sich selbst zu verbergen. Er schiebt die ungünstigen Erfahrungen, die eintretenden Mißerfolge der Jugend in die Schuhe, und das Wort von »der verdorbenen Jugend von heute« erscheint wieder einmal zur Verschleierung der eigenen Unsicherheit.

Leider ist das ursprünglich so harmlos erscheinende Bedürfnis nach schwärmerischer Anbetung durch die Jugend manchmal der erste Schritt zu sittlichen Verfehlungen gegen die anvertraute Jugend. Geschieht es, daß Ereignisse im Leben des Lehrers, sei es außerhalb seines Berufs oder innerhalb der Schulgemeinschaft seine Unsicherheit, sein Minderwertigkeitsgefühl vergrößern, wird das stärkere Machtbedürfnis leicht das Individuum zwingen, den einmal beschrittenen Weg weiter zu gehen. Aus der Hinnahme der schwärmerischen Verehrung der Jugend erwachsen ungesunde, sexuell betonte Beziehungen.

Es kann aber eine völlige Umkehr der Mittel, mit denen die Macht erreicht werden soll, erfolgen. Gerät der Lehrer bei einem Milieuwechsel an andere, schwierigere Schüler, als es gewöhnlich diejenigen sind, die gerne dem Lehrer Gefolgschaft leisten, so ist der Machtgewinn leichter durch Strafen, beispielsweise durch Prügel zu erzielen. Der Fall eines Lehrers [1]), der wegen Schülermißhandlung und sexueller Verfehlungen gegen die Jugendlichen vor Gericht gestellt wurde, zeigt dies deutlich. Immer wieder wird ihm von Mitarbeitern, die an verschiedenen Erziehungsanstalten mit ihm tätig waren, das Zeugnis eines beliebten, besonders kameradschaftlich eingestellten Erziehers ausgestellt. Er hatte dort mit zwar eigenartigen, aber nicht asozialen Kindern zu tun, mit Jugendlichen, deren Geltungsstreben durch die eingehende Beachtung des Lehrers befriedigt wurde, die eine Selbsterhöhung, die ihnen genügte, in der innigen Verbundenheit mit dem Lehrer erlebten. Als er aber später in einer eigenen Anstalt außerordentlich schwierige Jugendliche aufnahm, Jugendliche, welche von den Eltern mit der Bitte und Forderung gebracht wurden, sie ganz besonders streng zu behandeln, war die Versuchung, durch Prügel einen unendlich viel leichteren Machtgewinn zu erreichen als durch Werbung um die Gunst

---

1) Gina Kans »Hast du die Prügel verdient?« »Das Tagebuch«, Jahrgang VII, Heft 25. In diesem Aufsatz wird eine der meinen ähnliche Auffassung des Falles »von Lützow« vertreten.

dieser schwierigen Schüler, sehr groß. Die ihm anvertrauten Jugendlichen standen in einem starken Protest gegen Elternhaus und Schule. Ihr Mißtrauen verhinderte eine leichte Annäherung. Es hätte einer gründlichen psychologischen Vorbildung bedurft, die fähig gemacht hätte, zu der unendlichen Mühe und Geduld, die erforderlich war, um diese Jugendlichen zur Änderung ihres Lebensplanes zu veranlassen. Dieser Lehrer mußte infolge seiner mangelhaften Vorbildung in psychologischer Hinsicht, und deshalb ungenügenden Selbstkenntnis, versagen. Er erwarb unter den schwierigen Kindern ein verstärktes Minderwertigkeitsgefühl, das ihn zum Stock greifen ließ. Die äußerliche Unterwerfung der Kinder unter solche Machtmittel, die niemals eine wirkliche Besserung erzielen , sondern das Kind unrettbar der Neurose verfallen lassen, befriedigte das Geltungsbedürfnis des Lehrers.

Die Änderung der Erziehungsmethode, die hier vorgenommen wurde, entsprang nicht, wie der Lehrer sich selbst vortäuschte, einer tieferen pädagogischen Einsicht. Die völlige Unkenntnis über seine eigene Psyche, die unbeirrbar mit den verschiedensten Mitteln dem Machtgewinn nachging, ließ ihn in diese Sackgasse geraten. Bemerkenswert ist, wie die Mittel, die in der ersten Periode sich als brauchbar erwiesen hatten, auch in der zweiten, gewalttätigen Periode eine Rolle spielen. Der Betreffende verfährt nach dem Grundsatze, daß man zwar hart strafen solle, aber das Kind auch die Liebe des Erziehers spüren müsse. Diese pädagogische Regel schien ihm ein brauchbares Mittel zur Erreichung des egoistischen Zieles. »Ich kann die Kinder schlagen, ich zeige ihnen doch auch meine Liebe«, lautet der fiktive Gedankengang. So nahm der Erzieher die eben hart gezüchtigten Kinder auf den Schoß und liebkoste sie. Die Liebkosungen sind nicht über das Maß einer auch von Eltern angewandten Zärtlichkeit hinausgegangen. Er geriet aber doch in den Verdacht, neben sadistischen, noch homosexuelle Anlagen zu besitzen. Der Lehrer wurde vor Gericht freigesprochen. Es ist weder eine sadistische noch eine homosexuelle Veranlagung die Triebfeder des Handelns gewesen. Der Psychologe erkennt: der Lehrer hat geglaubt, dem wirklichen Ziel zuzustreben, nämlich die Aufgabe zu erfüllen, die ihm übergebenen Schüler zu brauchbaren Gemeinschaftsmenschen zu erziehen. Aber sein Machthunger, eine Folge seiner Unsicherheit, ließ ihn an Stelle des wirklichen ein fiktives Ziel setzen. Er verliert, ohne dies selbst zu erkennen, das wirkliche Ziel völlig aus den Augen und erhebt die untauglichen Erziehungsmittel zum egoistischen Ziel, das heißt, er befriedigt mit diesen Mitteln seine Begierde nach Machtgewinn. Die Prügelpädagogik aber hat ihre Gefahren gezeigt, für den Lehrer und den Schüler.

Eine schlimme Klippe für die Lehrerpersönlichkeit ist die Überschätzung der Autorität. Auf unseren heutigen Schulen ist sie ein sehr verbreitetes Übel und eine große Gefahr für Lehrer und Schüler. Auffallend und vielleicht ein gutes Zeichen ist es immerhin, daß in den pädagogischen Schriften der Gegenwart sich selten Vertreter des reinen Autoritätsstandpunktes finden lassen, aber man wird in Eltern- und Lehrerkreisen noch häufig die kategorische Forderung hören: »Ein Kind hat zu gehorchen.«Der fortgeschrittene Teil der Erzieher versteht darunter einen Gehorsam auf Grund der Einsicht des Kindes, warum es gehorchen muß. Fast regelmäßig wird aber selbst im günstigsten Falle übersehen, daß die Erklärung, die vom Erwachsenen für seine Forderung gegeben wird, vom Standpunkte des Erwachsenen aus gesehen ist, und daß das Kind oder der Jugendliche gar nicht imstande sind, trotz der Erklärung, den Grund für Verbot oder Gebot zu begreifen.

Die an alten Erziehungsidealen festhaltenden Erzieher verlangen noch immer: »Absoluten Gehorsam.« Das Kind hat dabei nicht nach dem »Warum?« zu fragen. Daß die Erklärung gewöhnlich nicht verstanden und verarbeitet wird, scheint ihnen recht zu geben, wobei nicht beachtet wird: eine Erklärung aus mangelhafter Einsicht gegeben kann kein Verständnis finden.

Trotz aller scheinbaren Lockerung der Ansichten ist der Kampf um die Berechtigung des Autoritätsstandpunktes des Erwachsenen dem Kinde gegenüber einer der heftigsten in den Erziehungsfragen der Gegenwart. Die Anhängerschaft des autoritativen Standpunktes ist sehr groß. Es kommt ihr zugute, daß eine jahrhundertelange feste Einstellung auf autoritative Erziehung stattgefunden hat.

Der autoritative Erzieher beruft sich gern auf die strenge Erziehung seiner eigenen Jugend und vergißt dabei nicht, leise darauf aufmerksam zu machen, was doch für ein annehmbarer Mensch dabei aus ihm geworden sei. Damit verrät er uns die Ursache seiner Einstellung zugleich mit seinem Ziel. Wer selbst in der Jugend Minderwertigkeitsgefühle erworben hat durch Gebote, deren Grund er nicht einsah, durch Strafen, deren Berechtigung er nicht anerkennen konnte, wird

schließen müssen: der Gebietende, der Strafende ist immer
»Oben«. Zu häufig hat er sich selbst »Unten« gefühlt, als daß
er nicht nach dem »Oben« streben sollte. Das »Oben« aber
auf so leichte Weise erreichen zu können, wie es das Kind
täglich beim Lehrer erlebt, läßt manchmal im Kinde den
Wunsch reifen, den Lehrberuf zu ergreifen. Es ist ein Beruf,
der ein leichtes »Oben« verspricht. Man beobachte Kinder
beim Schulespielen, man bekommt ganz unerwartete Aufschlüsse. Der eine Teil der Kinder versucht als Schüler durch
möglichst unartiges Betragen den Lehrer, nämlich das Kind,
welches den Lehrer vorstellt, in Wut zu bringen, und der
Pseudolehrer straft, straft und straft wieder. Manchmal spielt
eins das Musterkind, das nun ebenso übertrieben gelobt wird.
Auf allen Seiten unverhülltes Geltungsstreben, welches hier,
im Spiel eine Zeitlang allen Teilen gegönnt wird. Erhält aber
eine oder die andere Partei die Oberhand, artet das Spiel
sicher in eine Prügelei aus.

Auf der kindlichen Stufe der Auffassung vom Lehrer
bleibt der auf Autorität eingeschworene Lehrer stehen. Er
verlangt Gehorsam, und wird der Gehorsam versagt, so
straft er. Sein Geltungsstreben ist befriedigt, solange diese
Methode glückt. Das tut sie in den Augen des betreffenden
Lehrers fast immer. Der Lehrer hält nämlich seinen Gesichts-
kreis in unbewußter Sicherung möglichst eng. Er sieht nicht
über die Stunde, über die Schule hinaus. Genügt hier das Kind
seinen Ansprüchen, benimmt es sich artig, ist es vielleicht
sogar ehrgeizig und trägt durch seine Leistungen zum Ruhme
des Lehrers bei den Vorgesetzten und Kollegen bei, so ist
das Machtstreben des Erziehers befriedigt. Ob das Kind auch
außerhalb dieses Druckes im Leben zurechtkommen kann
und wird, davon hat er keine Vorstellung, höchstens unklare
optimistische Illusionen.

Selbst bei deutlichen Mißerfolgen wird alles darangesetzt,
um das Ansehen dieser Methode zu retten. Oft genug stellt
sich auf noch so häufig wiederholte und verschärfte Strafen
ein stetes Bergabgehen eines Schülers ein. Der Lehrer, der
keine Einsicht hat in die Zusammenhänge der seelischen
Funktionen, stellt angeborene Minderwertigkeit beim Schüler
fest, erbliche Belastung, wohl auch schlechte Erziehung von
Hause. Er ist nicht imstande, zu erkennen, daß sein eigenes
Machtstreben ihn daran hindert, bessere Erziehungsmethoden
zu finden. Erziehungsmethoden, die versuchen, ungünstige
Einflüsse der Umgebung auszugleichen und welche sicher,

wenn auch schwerlich zu wirklichem Gesunden, doch das Kind ein Stückchen vorwärts bringen, ein bißchen bereit machen zur Gemeinschaft trotz schlechten Milieus. Strafe, Prügel treiben nur hinab.

Lieber wird aber der autoritative Lehrer, wenn es ihm irgendmöglich ist, nicht geglückte Erziehungsversuche verheimlichen, dadurch bringt er sich in Abhängigkeit von dem unbotmäßigen Schüler.

Gern spricht der Lehrer von den Fällen, wo er mit einer strengen Strafe völlige Unterwerfung erzielt habe. Er rühmt sich der untadeligen, durch Furcht hervorgerufenen Haltung seiner Klasse. Versagt ein Schüler bei einem anderen Lehrer, so kann man mit gutem Gewissen von sich sagen: »Bei mir benimmt er sich tadellos, ich gehe aber auch mit der nötigen Strenge vor.« Er übersieht dabei, daß der knechtische Gehorsam auf herrische Strenge, das Kind für das Leben unfähig macht aus eigener Verantwortung eine Pflicht auf sich zu nehmen. Gerät das Kind aus der Hand eines auf eigene Autorität haltenden Erziehers in die Hand eines im individualpsychologischen Sinne arbeitenden Lehrers, ist es durchaus möglich, daß das Kind erst versagt. Ganz langsam und allmählich wird das Vertrauen zum Lehrer zu wachsen beginnen. Aus autoritativ erzogenen Kindern wachsen die unselbständigen Menschen heran, die nur unter Aufsicht und aus Furcht vor Strafe arbeiten können. Jeder Leiter eines Betriebes kennt die Schwierigkeit, mit so entmutigten Menschen arbeiten zu müssen.

Eine Forderung, die jeder Lehrer an sich selbst stellen sollte, ist die, daß alles, was ihn sonst bewegt, versinken muß in dem Augenblick, in dem er beginnt, mit den Kindern zu arbeiten. Es gibt den unglücklichen Lehrer, der nur zum Hohn und Spott seiner Schüler da zu sein scheint, der selbst unsagbar unglücklich in seinem Beruf ist, den die Kollegen als armen Kerl, der seinen Beruf verfehlt hat, bemitleiden, dessen Unterrichtserfolge sehr klein sind. Geht man der Ursache dieser Unfähigkeit nach, so findet man einen Menschen, der die denkbar unbrauchbarsten Mittel wählt, um sein Geltungsstreben zu befriedigen. Er ist der unglückliche Sklave dieses Machtstrebens. Er braucht die tägliche Niederlage im Beruf, um das Nichtzurechtkommen in der Wirklichkeit, in der Welt zu entschuldigen. Wenn er verärgert aus der Schule kommt, kann es ihm seiner Meinung nach niemand verdenken, wenn er zu Haus nervös ist und verlangt, daß auf ihn jede erdenkliche Rücksicht genommen werden muß. Diese geforderte Rücksichtnahme geht weit über das Erfüllbare hinaus, auch über den Familienkreis hinaus stellt er seine Ansprüche. Die Frau, klagt er, versteht nicht, ihn zu behandeln, die Kinder stören ihn bei der Arbeit, der Nachbar spielt zuviel Klavier. Leicht gelingt es ihm, eine Schlaflosigkeit hervorzurufen. Von einem Menschen, der so schlecht geschlafen hat, kann man aber nicht erwarten, daß er in der Schule leistungsfähig ist. Neuer Mißerfolg — und von neuem beginnt der Kreislauf. Die Leistung traut sich dieser entmutigte Mensch nicht zu, seine Nervosität ist ihm ein Mittel, sich allgemeiner Beachtung zu versichern, Teilnahme und Bedauern hervorzurufen. Das ursprüngliche Mittel, die Nervosität, wird schließlich das Ziel. Ein Ziel, äußerst gefährlich, das zu schweren neurotischen Erkrankungen führen kann. Eine Besserung zu erzielen wird in vielen Fällen kaum möglich sein. Gewöhnlich ist der Betreffende nicht einmal zur Einsicht zu bringen, warum er versagt. Die ersten Ursachen des fiktiven Zieles, des infolge großer Entmutigung überspannten Geltungsstrebens, werden auch hier in der ersten Jugend, im Milieu des Elternhauses und der Schule zu finden sein.

Der Gründe aber, die gefunden werden, um eine Minderleistung im Beruf vor sich selbst zu entschuldigen, gibt es unendliche. Ich erinnere an die Lehrerin, die nicht erzogen zum Beruf um eine Gemeinschaftsleistung als Lebensaufgabe zu erfüllen, den Lehrerinnenberuf nur für eine kurze Spanne ihres Lebens zwischen Examen und Ehe ausüben will. Sie wird den Beruf leicht und angenehm auffassen, sich des Verdienstes und der Ferien freuen. Sie wird sogar ganz gut mit den Kindern zurechtkommen, ohne allzuviel bei sich und den Kindern in die Tiefe zu dringen. Äußerliches Funktionieren der Kinder wird ihr durchaus genügen. Auch um die eigene Weiterbildung wird sie nicht allzu besorgt sein. Ist doch alles nur ein Übergang. Sie ist relativ gesund dem Leben gegenüber eingestellt, denkt an Ehe und eigene Kinder. An ein Verbleiben im Beruf, auch nach der Verheiratung denkt sie nicht, das ist ihr als nicht vereinbar mit Gattin- und Mutterpflichten hingestellt worden, dazu reicht ihr Mut nicht aus. Kein Wunder, daß ihre Leistungen für die Schule nicht allzu hoch sind und auch nicht allzu hoch eingeschätzt werden. Sie geben leider Grund für die Meinung von der geringeren Leistungsfähigkeit der Frau, denn man vergesse nicht: — der angehende junge Lehrer wird für den Lebensberuf erzogen.

Wir kennen aber auch die Lehrerin, die mit voller Hingabe an den Beruf, einen gewöhnlich unbewußt vollzogenen Verzicht auf die Ehe kompensiert. Sicher sind unter diesen Menschen eine Reihe wertvollster Erzieherpersönlichkeiten zu finden. Sie haben oft ein sehr feines Verständnis für die Seele des Kindes, sie halten den Sinn offen für Fortschritte der wissenschaftlich begründeten Erkenntnis in Erziehungsfragen. Sie sind leicht bereit, voranzugehen. Durch den Konkurrenzkampf, in dem sie mit dem Manne stehen, und in den sich der Mann bei unserer heutigen Kultureinstellung mit der größeren Sicherheit der anerkannten Mehrleistung begibt, wird die Frau gezwungen, beweglicher zu bleiben, alle Möglichkeiten in Betracht zu ziehen. Der Mann im Gefühl seiner Bevorzugung, geschützt durch Gesetze, entstanden durch die Solidarität der männlichen Geschlechtsgenossen zur Sicherung gegen das Vordringen der Frau, bleibt oft gern im ausgefahrenen Geleise alter, erprobter Methoden. Er übersieht dabei, daß mit den wechselnden Beziehungen der Menschen zueinander, mit den ständig durch die wirtschaftlichen Bedingtheiten der Gemeinschaft wachsenden Ansprüchen an die leichte Beweglichkeit, an die leichte Umstellbarkeit des Einzelnen, auch Erziehungsmethoden überholt werden. Jede Starrheit muß, wie überall, auch hier zum Übel werden.

Die unverheiratete Frau, die Lehrerin, steht doppelt belastet in ihrem Beruf. Die geringere Bewertung der Leistungsmöglichkeit an und für sich stellt die eine ihr zum Bewußtsein kommende Minderwertigkeit dar, die geringere Bewertung als unverheiratete der verheirateten Frau gegenüber die andere. Ich verweise auf den Kampf in Hamburg um das Ordinariat an der Mädchenschule, wo von seiten der Männer nachdrücklich darauf hingewiesen wurde, daß die Lehrerin, da sie meist nicht verheiratet ist, kein vollwertiger Mensch sei. Sie habe keine eigenen Kinder. Die Folgerung aber, daß eben aus diesem angeführten Grunde das Zölibat der Lehrerin längst, und vollständig ohne Vorbehalt, hätte aufgehoben werden müssen, wurde nicht gezogen. Unter so schwierigen Verhältnissen ist es kein Wunder, daß die Frau kräftig kompensiert, sie hat eben viel auszugleichen.

Die Gefahr, die entsteht, ist in allererster Linie die, daß durch höchstgetriebenen Ehrgeiz nicht nur Schüler und Schülerinnen leiden, sondern daß für die Lehrerin selbst die Möglichkeit frühzeitigen Versagens wahrscheinlich ist. Nicht die körperlichen Veränderungen in der Zeit der Wechseljahre, nicht die Veränderung der inneren Sekretion bedingen immer den so häufigen Zusammenbruch der Frau. Alle diese Erscheinungen können höchstens angesehen werden als eine durch das natürliche Altern hervorgerufene Organminderwertigkeit, deren fiktive Ausnutzung, ähnlich wie die fiktive Ausnutzung einer hereditären Organminderwertigkeit, in das Belieben des psychischen Überbaues gestellt ist. Sich nicht abfinden können mit der Tatsache des Alterns, die Überschätzung seiner Bedeutung, die durch die herkömmlichen Anschauungen unterstützt wird, als sei mit dem körperlichen Vorgang unbedingt eine Verminderung der Leistungsfähigkeit unvermeidlich, welche sich stärker auswirke, als beim Altern des Mannes, ist die Ursache des Versagens. Mit der Mutlosigkeit den Berufspflichten nicht mehr in der Art, der auf die Spitze getriebenen Leistung, nachkommen zu können, mit der vermeintlichen Gewißheit, neben sich den Mann im gleichen Lebensalter noch in voller Arbeitskraft im Beruf zu sehen, ist die Flucht in die Krankheit für die Ehrgeizige unvermeidlich. Furcht vor dem Mißerfolg läßt sie mutlos die Leistung, die ihr, wie sie annimmt, als Höchstleistung nicht mehr erreichbar ist, nur scheinbar oder gar nicht versuchen. Mißerfolge werden durch die Krankheit entschuldigt. Die Frau macht sich dabei nicht klar, daß die besten Erfolge in der Schule durch Kollektivleistungen erzielt werden, nicht durch die überragende Leistung einzelner Persönlichkeiten. Gerade die hervorragenden Erzieherpersönlichkeiten der Geschichte zeigen, wie wenig der einzelne praktisch vermag, wie gerade in der Praxis der Erziehung die Zusammenarbeit, die Neben- und Mitarbeit, niemals die Leistung die »allein« über die Leistung der anderen hinaus will, etwas erreicht. Für die, von seiten des Mannes durch Jahrhunderte mehr oder minder bewußt gepflegte Mutlosigkeit der Frau, rächt sich dieselbe an der Gemeinschaft durch Ausgleich des Minderwertigkeitsgefühls, mit überspanntem Machtstreben, durch die Erfolgsucht im Beruf, die den Konkurrenzkampf zwischen Mann und Frau künstlich hochtreibt. Die Frau aber zum Mut zu erziehen, dazu gehört von seiten des Mannes eben Mut. Eine Erkenntnis, an der vor allem der Mädchenerzieher nicht vorübergehen sollte.

Es bestehen für die Frau unzweifelhaft Hemmungen, die außerhalb derjenigen liegen, die für Lehrer und Lehrerinnen gleichmäßig vorhanden sein können. Diese Hemmungen sind nicht in der weiblichen Natur begründet, sondern in der

Kultureinstellung, welche das Milieu schafft, in dem, und unter dessen Bedingungen die Frau heute arbeiten muß.

Dieser inneren Schwierigkeiten Herr zu werden, muß die Lehrerin von sich verlangen. Sie muß sich die Gefahren ihrer unsicheren Lage klar vor Augen halten, um ihnen begegnen zu können. Erleichtert könnte ihr die Aufgabe werden, wenn soziologische Bedingungen geschaffen würden, die es der Lehrerin in viel weiterem Maße als bisher ermöglichten, eine Ehe einzugehen. Steht man auf dem Standpunkt, daß nur die Ehe eine volle Entwicklung der Persönlichkeit, sei es Mann oder Frau, gewährleiste, dann ist es sicher in erster Linie nötig, daß die Frau, welcher ein Teil der Heranbildung unserer Jugend anvertraut wird, die Möglichkeit hat, ihre eigene Persönlichkeit voll zu entwickeln. Das ließe sich wohl machen. Halbe Schulstellen für die verheiratete Lehrerin würden den Staat nicht mehr belasten als bisher und schafften Vorteile für die Frau in bezug auf ihre Gemeinschaftsfähigkeit auch für die Ehe. Die Ehe würde nicht zu kurz kommen, denn eine im Beruf befriedigte Frau würde die Ehe harmonischer gestalten, als eine nur in der Häuslichkeit eingeengte. Für die, ihr im Beruf anvertrauten Kinder, würde auch meiner Meinung nach die Ehe der Lehrerin einen Vorteil bedeuten. Der Mut, Ehe und Beruf gleichzeitig gerecht werden zu können, fehlt leider häufig noch gerade den intellektuell eingestellten Frauen. Die Frau des Gewerbe treibenden Mittelstandes hat diese Forderung der Zeit schon lange eingesehen und wird ihr gerecht. Die Bäcker- und Schlächterfrau, die den Tag über den Laden versieht, erzieht ihre Kinder auch, wird den Schwierigkeiten ihrer Doppelrolle irgendwie gerecht und trägt zum größeren Wohlstand der Familie bei.

»Erkenne dich selbst« ist die Forderung, die über dem Tagewerk jedes Erziehers stehen muß. Die tägliche Arbeit an sich selbst, die tägliche Befreiung des »Ich« von irgendwelchen egoistischen Forderungen, die eigene Genügsamkeit dem Leben, der Gemeinschaft gegenüber, gewährleistet die ruhige Sicherheit, die nötig ist zu der Bewältigung der tausendfachen Mannigfaltigkeit, der immer wieder neu und in anderer Gestalt an den Lehrer herantretenden Aufgaben. Immer nur individuell in ihrer Art können sie gelöst werden. Jeder Fall ist einzigartig. Sicherheit im Entschluß, Ruhe und doch größtmöglichste geistige Beweglichkeit, Bereitschaft zur Gemeinschaft sind die Eigenschaften, in deren Besitz zu kommen sich jeder Lehrer bestreben müßte.

Gemeinsame Erziehung

Wir kennen im Elternhaus meist gemeinsame Erziehung von Knaben und Mädchen. Wir haben gemeinsame Erziehung in einer Reihe von Schulen und Erziehungsanstalten. Es gibt Familien, in denen Knaben allein erzogen werden müssen, und es gibt solche, in denen nur Mädchen erzogen werden. Wir haben Mädchenschulen und auch Knabenschulen.

Zu der gemeinsamen Erziehung von Knaben und Mädchen im Elternhause sind wir gezwungen durch die der monogamen Ehe eigentümliche Form, welcher der Staat durch Gesetze fest gegründet und gestützt hat. Gemeinsame Erziehung der Geschlechter erscheint durchaus richtig, denn die Geschlechter sind in unlösbarer Weise aufeinander angewiesen, müssen sich frühzeitig und gründlich kennenlernen. Die Erziehung in einer Familie, in der nur Knaben oder nur Mädchen aufwachsen, hat dem Rechnung zu tragen und muß auszugleichen versuchen. Diesen Ausgleich könnte der auf gemeinsame Erziehung eingestellte Kindergarten und später die Schule bringen.

Warum entschließt sich die Schule so schwer, den doch niemals von der Familie verlassenen Weg der gemeinsamen Erziehung allgemein zu verfolgen? Warum ist andererseits auf der ganzen Linie der Vertreter der gemeinsamen Erziehung eine Entmutigung zu spüren, trotzdem die Unterrichtserfolge kaum je bestritten werden?

In Heft 2 Jahrgang 8 »Die neue Erziehung«, welches einer Aussprache über die gemeinsame Erziehung gewidmet ist, nimmt unter anderen auch Geheeb, der Leiter der Odenwaldschule, Stellung zu der letzten Frage. Auch er ist anscheinend nicht voll befriedigt von den Ergebnissen gemeinsamer Erziehung in den Landerziehungsheimen. Er sucht die Ursache für den ausbleibenden Erfolg und sieht sehr richtig einen Grund in der bereits festgelegten, durch die heutige Kultur bedingten Einstellung, mit der die Kinder den Landerziehungsheimen anvertraut werden. Geheeb meint, daß das Mädchen, wenn man das Kind frei erhalten könnte von der »grundsätzlich überwundenen Kovention«, seine unverbildete Natur, seine weiblichen Instinkte zu reiner Weiblichkeit entwickeln würde. Hier spürt man bereits die Unsicherheit des Erziehers. Diese Behauptung ist doch nur eine Verlegenheitsgeste, der Inhalt besagt absolut nichts. Denn: was

ist unverbildete Natur, was ist weiblicher Instinkt? Geheeb
selbst fragt: »Was aber ist weibliche Natur?« Der Satz: »Die
Frau steht ihrem ursprünglichen Wesen nach der Natur näher
als der Mann«, ist ein a priori, das außerordentlich gefährlich,
von vornherein den Blick trübt für die objektive Beurteilung
der Lage.

Wir wissen nach den empirisch gewonnenen Erkenntnissen der Individualpsychologie: Minderwertigkeitsgefühle
erwirbt schon als Kind das Mädchen und der Knabe. Das Geltungsstreben ist in seiner Intensität abhängig von dem Grade
des Minderwertigkeitsgefühls, nicht von der Geschlechtsrolle
des Individuums. Kulturzustände, die heute so und morgen
anders aussehen, bedingen die wechselnde Stärke des Minderwertigkeitsgefühls und des Machtstrebens, erzwingen unter
Umständen ein fiktives Ziel.

Geheeb sieht im individualpsychologischen Sinne, wenn
er erkennt, daß unsere Kulturanschauung, die den Knaben
höher wertet als das Mädchen, die Ursache ist, der so schwer
zu überwindenden Unsicherheit der beiden Geschlechter voreinander. Das Streben des Mädchens geht fiktiv dahin, dem
Knaben ähnlich zu werden. Sieht Geheeb aber auch die Furcht
des Knaben, seine bevorzugte Stellung zu verlieren? — Sehr
deutlich sprechen die von Geheeb veröffentlichten Äußerungen
von drei Mädchen und einem Knaben aus der Odenwald-
schule. Die Mädchen, zwar nicht mehr in dem Bestreben, es
den Jungen gleich zu tun, fühlen sich doch gehoben dadurch,
daß man ihnen eine gemeinsame Erziehung mit den Knaben
gewährt. Sie sind bereits zufriedengestellt, daß der Knabe
ihnen, statt sie wie sonst zu entwerten in der geduldig warten-
den Rolle des sich sicher überlegen Fühlenden, entgegentritt,
wie zum Beispiel in der Turnstunde. Das Gefühl einer wirklichen Gleichberechtigung haben sie nicht, trotzdem sie davon sprechen. Ihre Einstellung zum Problem ist noch durchaus mutlos und resigniert. Sie sprechen sich aber rückhaltlos
für die gemeinsame Erziehung aus, erhoffen dadurch eine
Erziehung zum Menschen, nicht nur zum Geschlechtswesen.
Sie wünschen gleiche Wertung ohne Vorbehalt.

Der siebzehnjährige Knabe bemüht sich, die Vorteile
einer gemeinsamen Erziehung zu sehen. Man sieht deutlich
das Bestreben, dem Mädchen gerecht zu werden. Doch ganz
naiv wird anerkannt: Gerade das Zusammensein mit den
Mädchen reizt den Jungen jungenhaft oder »männlich« zu
ein, oder sein zu wollen, und er glaubt, daß das Mädchen bei

gemeinsamer Erziehung eben auch mädchenhaft sein wolle. Er hält das für einen Vorteil. Er meint ferner, daß in einer Schule ohne Koedukation sich die Führernatur des Knaben zwar leichter und schneller entwickele. Aber er tröstet sich, denn die Schwierigkeiten, die Widerstände, die der Knabe bei gemeinsamer Erziehung zu überwinden habe, entwickeln eine besondere Kraft zur Führerschaft. Gewinnt er die Führerrolle noch nicht in der Schule, dann sicher später im Leben, und darauf, meint er, komme es ja eigentlich an. Er bekennt sich also zur gemeinsamen Erziehung mit dem Vorbehalt, daß durch diese seine Führerrolle, für die er fürchtet, nicht angetastet werde. Der Jugendliche benutzt hier das Minderwertigkeitsgefühl, die Unsicherheit, die er den Mädchen gegenüber fühlt, welche ihn, wie er meint, eine Zeitlang in seiner Entwicklung hindern, um überzukompensieren, leider nicht in der Richtung der Leistung, der Gemeinschaftsbereitschaft, sein Ziel ist gerichtet auf Herrschaft über die Mitmenschen, die Frauen mit eingeschlossen. Er ist weit ab von der Erkenntnis der Gemeinschaft der Geschlechter auf der Grundlage nicht gleicher Art, aber gleicher Wertung und gleicher Rechte. Wer in dieser Weise die Führerrolle für sich in Anspruch nimmt, der wertet unzweideutig zu eigenen Gunsten. Führer sein wollen ist ein fiktives Ziel. Der echte, wirkliche Führer erwächst erst im Leben am uneigennützigen Willen zur Gemeinschaft. Der kleine Aufsatz dieses Jugendlichen zeigt außerdem noch die Gefahr, welche die abgeschlossenen Erziehungsanstalten dadurch hervorrufen, daß sie versuchen, das Leben im kleinen zu sein, es nachzubilden. Das geht nicht. Die Wirklichkeit ist nur als »Großes, Ganzes« zu erleben. So kann dieser Junge, der sich bewußt zum Führer heranbilden will, der sich bereits in der Schule dem »Durchschnittsmenschen« überlegen vorkommt, leichter an der Wirklichkeit scheitern, als ein anderer, leichter als der so verachtete »Durchschnittsmensch«. Schwer ist es nicht, in der Schule die Führerrolle an sich zu bringen, auch ein Mißerfolg wiegt nicht schwer. Ganz anders ist doch das Leben, die Wirklichkeit. Wie, wenn die ersten Mißerfolge eintreten, die niemand erspart bleiben, wenn die »Durchschnittsmenschen« den wertvollen Führer, den Einzelmenschen nicht anerkennen, wenn das Jugendideal von dem eigenen »Berufensein« in Trümmer geht! Ich fürchte, wir erleben bei den aus den abgeschlossenen Erziehungsanstalten ins Leben tretenden jungen Menschen das gleiche, was wir schon einmal erlebten, als die jugendlichen »Führernaturen« der Wandervogelbewegung mit ihrem Hochmut des »Andersseins«, mit all ihrer Selbstüberschätzung ins Leben mußten, von dem sich kein Mensch ausschließen kann. Jeder kennt heute die neurotische Erscheinung des steckengebliebenen Wandervogels.

Es scheint mir, nach diesen Proben aus der Odenwald-schule, als wenn Geheeb mit den klaren Einsichten in die Ursachen der Konkurrenzbeziehungen der Geschlechter doch im tiefsten Innern unbewußt wünscht, es möge sich eine Entwicklung der weiblichen Natur vollziehen, die dem Manne das Recht der Vorherrschaft rettet. Schon ist er im Begriff die Erziehung der Knaben und Mädchen in ein Fahrwasser zu leiten, das diesem Wunsch entspricht. Das Mädchen wird dort so werden, wie er es wünscht, denn jede konstitutionelle Anlage, auch die weibliche und männliche, ist abhängig in ihrer Entwicklung vom Willen des Individuums; der Wille des Individuums, seine Zielsetzung aber ist abhängig vom Milieu. Die Umgebung des Jugendlichen spielt eine aus-schlaggebende Rolle für die Charakterbildung des erwachsenen Menschen. Es wird wohl nie gelingen, eine Umgebung zu schaffen, welche die Entwicklung einer absolut männlichen oder weiblichen Psyche gewährleistete, solange wir uns über den Begriff männlich und weiblich so sehr im unklaren be-finden. Wir können indessen ein Milieu schaffen, in dem beide Geschlechter die Ruhe finden, sich so zu entwickeln, daß sie zur richtigen Zeit unbefangen und mutig, furchtlos die Pflich-ten auf sich nehmen, die ihnen aus ihrer körperlich bedingten Geschlechtsrolle erwachsen.

Erziehungsheime und Schulen sehen sich immer wieder in derselben Lage: die Gemeinschaftsbereitschaft ist beim Eintritt der Kinder nicht vorhanden. Das Elternhaus versagt, die gemeinsame Erziehung im Elternhaus geht falsche Wege. Ehe nicht das Elternhaus bereit ist, die Mutlosigkeit, welche durch die verschiedene Wertung von Knaben und Mädchen auf beiden Seiten besteht, mit allen Mitteln zu verhindern, werden Erziehungsanstalten und Schulen immer vor den-selben Schwierigkeiten stehen. Eine Erziehung zur mutigen, selbstverständlichen Uebernahme der jeweiligen Geschlechts-rolle kann nur in einem Elternhause gelingen, in dem die Eltern selbst, ohne das Verlangen der gegenseitigen Beherr-schung, die Ehe als eine Verpflichtung der Gemeinschaft gegenüber betrachten, als eine gemeinsame Aufgabe, nicht als einen Kampfplatz um das »Oben«. Sehr früh begreifen

Kinder die Rolle, welche Vater und Mutter in der Familie spielen und richten ihr Lebensziel danach.

Die Schule, welche die gemeinsame Erziehung ablehnt, geht manchen Schwierigkeiten aus dem Wege. Sie sieht nicht, daß mit dieser passiven Einstellung für die Lebenstüchtigkeit des jungen Menschen ein wichtiges Stück Arbeit nicht getan wird, das nicht wieder eingeholt werden kann. Wie die Schule fordern darf, daß ihr das Kind schulbereit übergeben werde, darf die Wirklichkeit draußen, das Leben fordern, daß der junge Mensch lebensbereit von der Schule hinausgeschickt werde. Menschen aber, die mit der großen Unsicherheit über das ihnen von ihrer Geschlechtsrolle auferlegte Schicksal ins Leben treten, sind nicht lebensbereit, werden leicht überall Schwierigkeiten finden, auch im Beruf behindert sein, befangen den Mitmenschen gegenüber. Die Schule, die Knaben und Mädchen getrennt erzieht, vergrößert die Entfernung zwischen den Geschlechtern, erzielt psychische Unterschiede, die nicht da zu sein brauchten, welche hinderlich sind für das Zusammenleben, umgibt das andere Geschlecht mit einem Nimbus, der zur Gefahr wird.

Wir sind heute so weit, daß im biologischen Unterricht in den Schulen in geschickter Form, in einem dem Alter der Kinder angepaßten Grade, die Kenntnisse über den menschlichen Organismus auch in seinen sexuellen Funktionen vermittelt werden. Ja, man geht noch weiter und zeigt die Gefahren, welche Mißbrauch der Sexualität für das Einzelwesen mit sich bringt. Es bedeutet unbedingt einen Fortschritt, wenn dem Kinde die Kenntnis über seinen Körper, sein Zusammenhang mit den Eltern nicht mehr als etwas Geheimnisvolles vorenthalten wird, wenn es auf seine Fragen wahrheitsgemäße Antwort bekommt. Ist nämlich eine »Aufklärung« in dem Sinne nötig, das bereits unsicher gewordene Kinder durch die Erklärung der sexuellen menschlichen Beziehungen, eine Sicherheit wieder erlangen sollen, die ihnen abhanden gekommen ist, dann sind wir im Begriff eine Heilung zu versuchen, da sind bereits Erziehungsfehler auszugleichen. Aufklärung hat nur ein ungeschickt erzogenes Kind nötig. Nun gibt es aber zu denken, daß trotz der fortschrittlichen Bemühungen eine Besserung der sexuellen Not der Jugendlichen nicht zu spüren ist. Es wird mehr als je geklagt über sittliche Verwahrlosung auf sexuellem Gebiet, über zunehmende Homosexualität bei beiden Geschlechtern.

Spranger[1]) behauptet, daß der Jugendliche immer mit Grauen die erste Erkenntnis der sexuellen Zusammenhänge erlebe und erklärt das damit, daß der Jugendliche nur intellektuell die körperlichen Zusammenhänge erfasse, aber noch nicht imstande sei, das erotische Erlebnis mit dem körperlichen Vorgang zu verbinden. Es besteht bei dem heutigen Stand der psychologischen Forschung keine Notwendigkeit mehr, eine metaphysische Voraussetzung für diese Tatsache annehmen zu müssen. Einmal trifft dieser Dualismus keinesfalls für alle Jugendliche zu, und wo er zutreffend ist, wo der Jugendliche das Grauen erlebt, wissen wir: die Furcht vor der Niederlage dem anderen Geschlecht gegenüber, hindert ihn am unbefangenen Erleben. Der Junge muß ja seine »Männlichkeit« beweisen, das heißt, der Frau überlegen sein. Ohne diese Verpflichtung würde sich alles leichter, einfacher darstellen. Das Mädchen hingegen, welches in der Frauenrolle ein »Unten« erkannt hat, fürchtet mit der endgültigen Anerkennung seiner Frauenrolle ein endgültiges Schicksal »Unten« zu besiegeln. Bei zunehmender Sicherheit in sexuellen Dingen, aber der unverändert gebliebenen Auffassung von einer unbedingt naturhaft, metaphysisch vorhanden sein müssenden Vorherrschaft des einen Geschlechts, wird die erreichte Erfahrung ausgenutzt zur Beherrschung des Partners. Der Jüngling holt sich gerne wieder seinen Sieg, die Partnerin wird möglichst so gewählt, daß der Sieg leicht zu erreichen ist. Das Mädchen unterstreicht seine weiblichen Reize, um über den Mann einen leichten Sieg zu erringen. Prahlen mit ihren Erfolgen liegt beiden. Sie müssen sich und andern ständig beweisen, daß sie »Oben« sind. Eine kräftige Entwertung des anderen Geschlechts erleichtert ihnen die Erreichung ihres Machtgewinns.

Diese Einstellung ist niemals zu verhüten, durch die intellektuelle Vermittlung des Wissens von den sexuellen Vorgängen. Es ist sogar möglich, daß der jugendliche Mensch, der den Machtkampf zwischen den Geschlechtern früh erlebt hat, jetzt erschreckt von der Erkenntnis dieser bisher von ihm nicht gewußten Abhängigkeit vom Partner, in der Furcht vor der Niederlage, sich fürs Leben seiner Gechlechtsaufgabe entzieht. Die freiwillige Ehelosigkeit findet hierdurch häufig ihre Erklärung, allerdings ist Freiwilligkeit dieses Schicksals den meisten unbewußt.

---

[1]) Eduard Spranger, Psychologie des Jugendalters. 1925. Verlag Quelle und Meyer. Leipzig.

Von eindringlichster Bedeutung für das Zurechtkommen in der Wirklichkeit, im Leben ist die glückliche Lösung der Beziehung der Geschlechter zueinander. Die Schule hat die Aufgabe zu erfüllen, das, was unsere heutige Kultureinstellung meist noch verhindert, die vernünftige Erziehung im Elternhause, in der Schule zu versuchen. Die Schule muß einen Ausgleich schaffen, den jungen Menschen das gegenseitige Vertrauen vermitteln, ihnen zeigen, ihr seid nicht da, um miteinander zu streiten um das »Oben«, sondern ihr sollt tüchtig werden, um eine gemeinsame Aufgabe der Gemeinschaft zu erfüllen. Wenn die Schule das erkannt hat, wird sie einsehen, daß sie ihre Aufgabe besser erfüllen kann, wenn sie Knaben und Mädchen gemeinsam zu erziehen hat, als in der Abgeschlossenheit voneinander.

Es ist dennoch durchaus möglich, dieses gegenseitige Verstehen in viel höherem Maße als bisher auch in der Mädchen- oder Knabenschule zu erreichen. Fächer, wie Religion, Deutsch, Geschichte, Kunstgeschichte, bieten eine Fülle von Möglichkeiten, den Willen zur gemeinschaftsbereiten Anerkennung des anderen Geschlechts zu wecken, die Einsicht in die Zusammenhänge zu ermöglichen, und die Furcht, daß der Kampf unumgänglich nötig sei, zu nehmen. Individualpsychologisch gesehen, vom Wirklichkeitsstandpunkte aus betrachtet, mögen die Stoffe den jungen Menschen nahegebracht werden. Idealisierung des andern Geschlechts ist unter allen Umständen zu vermeiden. Jeder Idealisierung folgt eine Entwertung. So manche Ehe ist zugrunde gegangen, weil nicht ein Mitmensch, sondern ein Ideal geheiratet wurde.

Jedes Wissen aber um sexuelle Dinge, dem nicht die ehrliche Einstellung des gegenseitigen Vertrauens, des Mutes zum gegenseitigen Geltenlassen der Geschlechter zugrunde gelegt wird, bleibt totes, unfruchtbares Wissen und kann der Jugend gar nicht helfen. Wirkliche Hilfe kann der Jugend nur ein Erzieher bringen, der selbst festen Boden unter den Füßen hat. Wieder hat der Erzieher die Hauptarbeit an sich zu leisten, dann wird auch die Arbeit an der Jugend gelingen.

Die Strafe

Eine Forderung, welche von der Individualpsychologie aufgestellt wird, und gegen die sich mutlos Eltern und Lehrer gleichmäßig wehren, ist die Forderung der straflosen Erziehung. Man kann behaupten, daß die Zahl der Erzieher, welche den reinen Autoritätsstandpunkt vertreten, kleiner und kleiner wird, aber eine völlige straflose Erziehung wagt wohl nur eine ganz geringe Zahl anzuerkennen. Wenige trauen sich selbst diese Höhe der Erziehungskunst zu; ob es von diesen wenigen auch nur einem einzigen je gelungen ist?

Eine Kunst ist die Erziehung des Kindes. Es gehört dieselbe feinste Einfühlungsgabe in die Seele der Zeit, in die Seele des Mitmenschen und in die Seele des Kindes dazu, welche auch der Dichter, der Bildhauer, der Maler aufbringen muß, will er Werke schaffen, welche die Probleme der Wirklichkeit den Zeitgenossen so vor die Augen bringen, daß jeder einzelne sich selbst im Kunstwerk erlebt, sein Schicksal erkennt und doch den Mut bekommt, den Weg der Erlösung zu suchen, an diesen Darstellungen begreifend, wie im Grunde so ungemein gleichartig die Leiden der Menschen und auch ihre Freuden sind, wie fest wir aufeinander angewiesen sind in untrennbarer Gemeinschaft. Diese feinste Einfühlungsgabe in die Seele des Kindes ist nicht angeboren, sie kann erworben werden. Es gibt keine geborenen Erzieher, auch die Mutter ist mit der Mutterschaft noch nicht zum guten Erzieher geworden. Gerade weil man so lange meinte, alles müsse man lernen, nur Mutter sein brauche nicht erlernt zu werden, wurde Generation um Generation der gleichen Unsicherheit überlassen, mußte immer von neuem ihre Erfahrungen von Anfang an machen, und es blieb völlig dem Zufall überlassen, ob günstige Lebensverhältnisse eine Persönlichkeit heranwachsen ließen, welche befähigt war, Kinder zu erziehen und nicht nur zu dressieren. Wer in der Schule die vielen fiktiv laufenden Lebenslinien der Kinder beobachtet, wer sieht, mit welch besorgtem Gemüt, mit vollem Bewußtsein ihrer großen Verantwortung und doch wie hilflos, wie unsicher ihrer Aufgabe gegenüber, die Eltern zum Lehrer kommen, wenn es mit dem Kinde nicht glücken will, oft um so unsicherer, je sicherer und autoritativ sie sich äußerlich gehaben, der ist nicht im unklaren darüber, wie sehr im argen unsere Vorbereitung der Geschlechter auf die Ehe in bezug auf die seelische Erziehung der Kinder liegt. Mit unserer Lehrerbildung ist es auch nicht viel anders. Die Experimentalpsychologie hat gewiß ihre Berechtigung, aber sie gibt keinen Weg an, vermittelt keine Möglichkeit, einem Kinde aus seinen Schwierigkeiten herauszuhelfen. In der Lehrerschaft ist ein starkes Verlangen nach Hilfe bei ihrer schwierigen Aufgabe, ein Suchen nach gangbaren Wegen, ein Verlangen nach Erziehungsmethoden, welche dem Standpunkt der heutigen psychologischen Forschung entsprechen, aber auch die Wirklichkeit von heute berücksichtigen. Methoden werden mutlos, als nicht ausführbar, als Utopie empfunden, wenn sie nicht auf den Zustand der heutigen Wirklichkeit zugeschnitten sind.

Die Forderung der Individualpsychologie »straflose Erziehung« ist gegründet auf die Erfahrung, daß Strafe ein Minderwertigkeitsgefühl, ein Ohnmachtsgefühl erzeugt, Machtstreben auslöst, das an der Gemeinschaft vorbei, zur Gefährdung der eigenen und der anderen Persönlichkeiten führen muß. Dieser Forderung gegenüber stehen die heutigen Einrichtungen der Gemeinschaft. Sie gewährleisten keineswegs die Möglichkeit einer völlig straflosen Erziehung. Der Zwang, dem gerade der gemeinschaftsbereite Erzieher unterworfen ist, nämlich vom »Ganzen« her, von der Gemeinschaft her, die Forderung der unumgänglich notwendigen Einfügung des einzelnen durchzusetzen, werden immer wieder Mittel gebrauchen lassen müssen, welche vom Erzieher oft gar nicht strafend gemeint, doch vom Kinde als Strafe empfunden werden. Wir wissen zwar, wenn zwei dasselbe tun, so ist es nicht dasselbe! Es ist durchaus möglich, daß ein und dieselben Maßnahmen bei ähnlichen Gelegenheiten von verschiedenen Menschen angewandt, dem einen Erzieher als Strafe angerechnet werden, während das Kind sich dem andern Erzieher gegenüber völlig harmlos verhält. Ich glaube aber, daß niemals ein Lehrer leichter einer Selbsttäuschung anheimfällt, als wenn er meint, seine Maßnahmen seien so klug und vorsichtig gewählt, sie könnten unmöglich als Strafe empfunden werden.

Drei Arten von Strafen möchte ich in der Schule unterscheiden:

1. Die grobe Strafe.
2. Die natürliche Strafe.
3. Die Wertung, welche eine Leistung unter eine von dem Kinde erwartete Beurteilung herabsetzt.

Vom individualpsychologischen Standpunkte können wir nur die natürliche Strafe gelten lassen, welche eigentlich keine Strafe ist, sondern nur die Folge einer ungeschickten Handlung. Ist es möglich jede andere Strafe abzulehnen, wie sieht das in der Praxis aus?

Zu den groben Strafen sind zu rechnen: Prügel, Rügen

und Tadel, die ins Klassenbuch eingetragen werden, alle die bekannten, verschiedenen, von der Behörde erlaubten Strafmittel; aber auch Schelten und unfreundliche Behandlung. Diese Mittel sind als völlig untauglich abzulehnen, und können tatsächlich leicht entbehrt werden, wie ich nachher hoffe, an praktischen Beispielen beweisen zu können. Es besteht zudem für den Lehrer keinerlei Verpflichtung, diese Strafen anzuwenden. Die Behörde schreibt sie nicht vor, sie gibt nur die Erlaubnis, sich unter Umständen ihrer zu bedienen. Der Lehrer hat volle Freiheit, damit zu machen, was er will.

Jeder erfahrene Lehrer weiß, daß die Prügelstrafe wenig oder gar nicht nützt, dafür ist ein Beweis, daß an Prügel gewöhnte Kinder durch wiederholte Züchtigung nicht gebessert werden, sondern daß sie immer wieder neue Gelegenheit zu neuen Strafen geben. Auch in den Fällen, wo man glaubt Besserung erzielt zu haben, erfährt man bei genauer Untersuchung eine Enttäuschung.

Hin und wieder hört man einen Vater oder einen Lehrer mit Stolz erzählen, daß er den Trotz eines Jungen durch eine tüchtige Tracht Prügel völlig gebrochen habe, daß der Junge ganz und gar geheilt sei, daß er niemals mehr gewagt habe, dem Willen des Erziehers Widerstand entgegen zu setzen. Solche Erfolge soll man sehr kritisch betrachten. Das Benehmen eines Kindes gegen eine einzelne autoritative Persönlichkeit, die Gewalt über es hat, gibt kein Bild seiner inneren Einstellung. Den ganzen kleinen Menschen muß man sich ansehen, wie er mit den Kameraden verkehrt, wie er sich den Erwachsenen zeigt, wie er mit Tieren umgeht. Schon unsere Sprache zeigt deutlich den Sinn des Ausdrucks den Trotz »brechen«; das bedeutet den Menschen zerbrechen, ihm eine schwere seelische Niederlage beibringen. Einem solchen Kinde ist das Vertrauen zum Erwachsenen genommen worden. Das Kind wertet von nun an nach Stärke und Schwäche. Es hat erlebt, der Stärkere wendet Gewalt an und siegt. Es hat die Erfahrung gemacht, es tut nicht gut sich dem Willen des Stärkeren zu widersetzen, es fügt sich darum, — aber zu gleicher Zeit hält es Umschau: »wo bin ich der Stärkere!« Das kann dem Kameraden gegenüber sein; ein Tier, das es zum Spielgefährten hat, ist in seine Gewalt gegeben. Beobachten wir dieses entmutigte, nach Geltung suchende Kind, so können wir schlimme Dinge erleben, dort, wo es den ihm überlegenen Erwachsenen fern weiß. Aus einem solchen

Kind kann der Streber erwachsen, der nach »Unten« tritt und nach »Oben« kriecht.

Ein sechsjähriger Knabe, von einer jungen, nervösen, im Wesen ungleichen Mutter erzogen, die ihn bald liebkoste, bald für geringfügige Vergehen, die eigentlich keine Vergehen waren, zum Beispiel, wenn er sich beim Spielen im Garten schmutzig gemacht hatte, klappste und schalt, gewöhnte sich an, aus Rache für die ihm angetane Unbilligkeit, gegen die er sich nicht wehren konnte, irgendeinen anderen erreichbaren Menschen, das Dienstmädchen, einen Gast, einen kleinen Spielkameraden zu schupsen. Er gab den Klapps sozusagen sofort weiter. Helfen tat der Klapps natürlich nicht, von dem Gefühl der Ohnmacht befreite sich der Knabe gleich. Im ersten Schuljahr schon beklagte sich der Lehrer, daß der kluge und geweckte Knabe, der zum Teil den Kameraden voraus war, sie, wenn er sich unbeobachtet glaubte, schlüge und knuffte. Leider wußte der Lehrer auch keine andere Hilfe, als den Knaben zu schlagen. Zu helfen ist hier nur dadurch, daß man die Mutter zur Einsicht bringt, daß sie unbedingt ihre Behandlungsweise aufgeben muß; dem Knaben muß man zeigen, welch rachsüchtiges Motiv hinter seinem Verhalten steckt und ihn dauernd ermutigen, seine Begabung, seine leichte Auffassungsgabe zu benutzen, um seinen nicht so flinken kleinen Kameraden zu helfen. Allerdings, ohne die Einsicht und Hilfe der Mutter wird man einen harten und mühseligen Stand haben. Der Knabe ist bereits so eingestellt, daß er unglaublich hart ist gegen jeden körperlichen Schmerz. Er fordert durch sein Benehmen Mißhandlungen von größeren Jungen heraus, ohne sich je darüber beim Lehrer oder zu Hause zu beklagen. Er zeigt auf keinen Fall, daß er eine Niederlage erlitten hat. Er fühlt sich doppelt erhöht, einmal hat er ja gegen viel größere Knaben gekämpft, und dann erträgt er standhaft »männlich« jeden Schmerz. Es ist betrüblich zu sehen, wie die Gewöhnung an die durchaus nicht harten Züchtigungen der Mutter den Knaben veranlassen, weiter zu üben im Ertragen von Schmerzen. Ein ungeschickter Lehrer, der den Knaben auch noch schlägt, braucht sich nicht zu wundern, wenn der Knabe im Protest zu ihm die Prügel geradezu heraus fordert. Für das Kind bedeutet der erste Schlag schon, den der Lehrer erteilt, einen Sieg; ist es ihm doch gelungen, den Lehrer in Wut zu bringen. Schläge zu ertragen hat es geübt; je größer der Schmerz, desto höher der Triumph, den es erlebt, wenn es den Schmerz mannhaft erträgt im Kampf mit dem Stärkeren. Das Ziel dieses Kindes ist klar und deutlich auf das »Oben« gerichtet. Es ist bereit, auch jeden noch höheren Preis zu zahlen. Diese sicher sehr gefährliche Lebenslinie ist lediglich entstanden durch eine nicht böse gemeinte, aber unüberlegte Behandlung der Mutter, die neben liebevollster Behandlung dem Kind doch tägliche Niederlagen brachte. Wenig tat zur Sache, daß die Strafe nie hart war. Ein Kind empfindet eben die Niederlage auch beim leichten Schlag. Der größte Schaden ist durch die Ungleichheit in der Erziehung entstanden. Die Handlungen des Knaben waren zum Teil so, daß er vom kindlichen Standpunkt aus die Strafe als absolut ungerechtfertigt empfinden mußte, die ihn plötzlich, manchmal aus zärtlichster Liebkosung heraus traf. Auch der erwachsene Zuschauer konnte oft nur die Neurose der Mutter als Grund der über den Jungen verhängten Strafe erkennen. Der Junge ist im ganzen zärtlich und liebevoll zur Mutter, er hat längst gelernt, daß er sie auch dadurch beherrschen kann. Die Mutter aber wird immer die Zärtlichkeit des Jungen als Grund anführen, daß ihre Erziehung richtig ist, wenn man versucht, sie von der großen Schädlichkeit ihrer Handlungsweise zu überzeugen. •

Das Erkennen all dieser Umstände wird erst den Lehrer in den Stand setzen, Erziehungsmaßnahmen zu ergreifen, die bessere Aussicht versprechen, als die Prügel, die der Junge doch an andere weitergibt. Mit Hilfe der Mutter wird die Heilung leicht gelingen. Ist diese Hilfe nicht zu erreichen, muß immer wieder der Versuch gemacht werden, den Knaben so zu ermutigen, daß er sein Minderwertigkeitsgefühl auf gesunde Weise in der produktiven Leistung für die Gemeinschaft kompensieren lernt. Die Entmutigung, die von seiten der Mutter kommt, muß dauernd durch Ermutigung vom Lehrer ausgeglichen werden. Vollkommen wird das schwer gelingen, aber etwas läßt sich doch erreichen.

Wie steht es nun mit der natürlichen Strafe? Sie besteht nicht in einer von dem Erzieher willkürlich festgesetzten künstlichen Antwort, die körperlichen und seelischen Schmerz erzeugen soll, auf eine Handlung, sondern sie will nur die natürliche Folge einer fehlerhaften gemeinschaftsschädlichen Tat sein, so wie sie später im Leben der erwachsene Mensch auch erlebt. Das Kind soll die Folgen seiner Vergeßlichkeit tragen, es kann nicht mitarbeiten, weil es sein Buch nicht hat. Es ist trotzig und verweigert die Antwort, deshalb wird es nicht gefragt. Es hat die Arbeiten nicht angefertigt, so

muß es sie am nächsten Tage machen, während die anderen
arbeitsfreien Nachmittag haben. Es hat sich beim Schulausflug so ungebärdig benommen, daß es seine eigene Sicherheit und die der anderen Kinder gefährdet hat, es wird deshalb das nächstemal nicht wieder mitgenommen. Es ist
unachtsam gewesen und hat beim Spielen eine Fensterscheibe eingeschlagen, allmählich muß es sie von seinen er-
sparten Groschen bezahlen. Es hat einen kleinen Diebstahl
begangen, auch hier muß es aus Erspartem die Schuld wieder
begleichen oder, falls es nicht Gelegenheit hatte, eine Spar-
kasse anzulegen, durch kleine Arbeiten, die man bewertet,
den Schaden ersetzen.

Das klingt alles sehr einfach und selbstverständlich und
scheint leicht durchzuführen, und doch wird gegebenenfalls
jede einzelne dieser natürlichen Strafen vom Kinde so be-
schämend und so hart empfunden, daß sein Selbstgefühl
dadurch tief verletzt wird, und sein Geltungsstreben sofort
andere falsche Wege suchen muß.

Es wird alles darauf ankommen, ob es dem Erzieher gelingt, diese Folgen einer ungeschickten Handlung, die, wie wir
uns ins Gedächtnis zurückrufen müssen, durch die Umgebung erst hervorgerufen wird, so geschickt abzufangen, daß
ihnen das Beschämende genommen wird, und unverzüglich
eine Ermutigung angeknüpft werden kann. Das Kind muß einsehen und erleben: man kann schon einen recht dummen
Fehler begehen, dem entgeht niemand so leicht, das Wichtigere
ist aber doch, was man daraus für seine künftige Einstellung
lernt.

Weniger hat der Lehrer gewiß nicht über Vergeßlichkeit
der Kinder zu klagen, der eine Schulstrafe darauf setzt, als
derjenige, der dem Kinde, das nun nicht mitarbeiten kann,
hilft oder durch die anderen Kinder helfen läßt, damit es
nicht von der gemeinsamen Arbeit ausgeschlossen wird. Ist
ein Protest gegen die Schule und den Lehrer der Grund dieser
Vergeßlichkeit, will das Kind nicht mitarbeiten, so wird man
dem die Spitze abbrechen, indem man ihm eben doch die Arbeit
ermöglicht. Noch Strafen geben, bringt dem Lehrer wieder die
Gefahr, daß das Kind die Strafe als Sieg über den Lehrer erlebt, dessen Behandlungsweise es als Beantwortung des ihm
durch die Macht des Kindes zugefügten Aergers nimmt. Ist
das Kind aber interessiert an der Arbeit, so ist die Strafe des
Nichtmitmachendürfens viel zu hart. Am wenigsten leidet
unter der Vergeßlichkeit der Kinder der Lehrer, der möglichst

wenig daraus macht, sie zu einer ganz unwesentlichen Sache werden läßt. »Hast du etwas nicht da, so helfen dir die andern aus!« »Du hast heute die Arbeit vergessen, so bringe sie morgen mit.« Vergißt das Kind die Arbeit dann abermals, liegen bestimmt tiefere Gründe vor, denen man nachgehen muß, und welche dem Kinde zum Bewußtsein gebracht werden müssen. Da hilft dann weder eine grobe, noch eine natürliche Strafe. Es kann beispielsweise eine Entmutigung sein, die Arbeit nicht leisten zu können. Ehrgeiz, die Arbeit nicht gut leisten zu können, ruft oft Unlust hervor. Es kommt vor, daß die einfache Feststellung, »es ist nicht nötig, daß die Arbeit gut wird, du sollst sie nur machen, um dich zu üben, damit du allmählich weiter kommst,« das Kind bereit macht, an die Arbeit zu gehen. Es ist oft froh, daß ihm auf diese Weise die Hemmung, die Angst vor der Wertung der Arbeit hinweggeräumt wird. Diese Angst ist die Ursache der Vergeßlichkeit gewesen, das Ziel war gerichtet auf die gute Nummer, durch diese Geltung beim Lehrer zu erreichen; aber der Mut fehlte, daß diese Leistung gelingen könnte, ein untaugliches Mittel zur Geltung zu kommen wird gewählt, eben die Vergeßlichkeit. In ihr kommt die Protesteinstellung zum Lehrer wegen der verlangten Arbeit, zum Ausdruck.

In allgemeinen haben Kinder, denen Vergeßlichkeit nicht als eine beachtenswerte strafbare Handlung, und im Gegensatz dazu Ordnung nicht als eine besonders lobenswerte Eigenschaft hingestellt werden, ein ganz natürliches Interesse daran, ihre Sachen beieinander zu haben. Es arbeitet sich immer besser mit dem eigenen, gewohnten Material, als mit fremdem.

An einer großen Schule ist es z. B. Sitte, den Kindern, die ihre Turnschuhe vergessen haben, und die aus hygienischen Gründen die Turnhalle deshalb nicht betreten dürfen, Turnschuhe, die dazu bereit gehalten werden, zu leihen. Statt das Kind zu bestrafen, wird es leicht bedauert, ohne daß eine Wichtigkeit daraus gemacht wird, es wird ihm geholfen. Die Unbequemlichkeit der fremden Schuhe muß es mit in den Kauf nehmen, aber es kann doch mitmachen. Will es sich aber vom Turnen drücken, so ist auch das mißglückt. Es hat keinerlei Interesse daran, die Schuhe wieder zu vergessen und in der Tat kommt es dort selten vor, daß Turnschuhe vergessen werden.

Folgen, die Unachtsamkeit der Kinder beim Spiel haben, sollen zwar von dem Kinde getragen werden, aber es muß auch zu gleicher Zeit das Gefühl haben, die Klasse, einschließlich des Lehrers, will mir dabei helfen. Es ist ganz leicht zu erreichen, daß die Kosten der zerschlagenen Fensterscheibe für den einzelnen die ganze Klasse übernimmt, und stärkt das Gemeinschaftsgefühl der Klasse.

Will das Kind, nachdem es zur Einsicht seiner verkehrten Handlungsweise gekommen ist, den Schaden, den es durch einen Diebstahl verursacht hat, ersetzen, ist ihm unbedingt so zu helfen, daß die Abtragung solcher Schuld nicht zu lange dauert und nicht zu drückend empfunden wird. Es soll ja im Gegenteil aus dem »Gutmachen können« eine Ermutigung erwachsen zur positiven Einstellung, die würde man wieder zunichte machen, wenn die übernommenen Verpflichtungen zu lange auf dem Kinde lasten. Es soll durchaus eine Befreiung in der Abtragung der Schuld erleben.

Schwieriger liegen die Fälle, wo die Sicherheit des Kindes und der anderen Kinder gefährdet erscheint. Der Lehrer muß dann manchmal plötzlich und energisch eingreifen; ein lauter, harter Befehl wird nötig. Ein Befehl, der doch zu verurteilen ist, weil er beim Kinde unbedingt ein tiefes Erschrecken, ein beschämendes Gefühl der Niederlage auslösen muß.

Auf einem Schulausflug einer Mädchenklasse von zehn- bis elfjährigen Mädchen, wurde folgendes erlebt. Mehrfach war eine belebte Landstraße zu überschreiten, auf der ein sehr schneller und lebhafter Autoverkehr sich abwickelte. Es war gemeinsam überlegt worden, daß die Uebergänge am besten ohne Gefahr bewerkstelligt werden könnten, wenn alle gleichzeitig in zwei Stirnreihen hintereinander über den Damm gingen, und zwar sollte die Lehrerin das Zeichen zum Uebergang geben. Das war immer gut gegangen. Ganz zum Schluß standen alle auf der einen Seite einer Brücke und schauten, aufs äußerste gefesselt von dem Boot- und Schiffverkehr, auf das Wasser. Da ließ plötzlich und grell vom Wasser her, auf der anderen Seite der Brücke, ein Dampfer seine Sirene ertönen und — blitzschnell drehte sich eine Anzahl der Kinder herum, um auf die andere Seite der Brücke zu stürzen. Nur durch das harte, durchdringende »Halt« der Lehrerin, und durch das geistesgegenwärtige Bremsen eines Chauffeurs wurde ein Unglück verhütet. Die Kinder waren außerordentlich erschreckt und betreten, sie erlebten eine deutliche Niederlage, die ihnen niemand ersparen konnte. In solchem Falle muß natürlich der Ernst der Lage hinterher sehr eingehend

besprochen werden, und doch muß auch sofort eine Herab-
minderung der Schreckwirkung, eine Ermutigung folgen.
Die Kinder müssen den Glauben gewinnen, daß sie, wenn sie
auch dies einemal in dem Feuer des Erlebens, jede Vorsicht
außer Acht gelassen haben, es das nächste Mal gelingen wird,
und daß sie die nötigen Vorsichtsmaßregeln nicht wieder vergessen werden. Es muß hier sozusagen eine Heilbehandlung
eintreten, wie sie der Arzt beim Patienten vornimmt, wenn er
ihm die Gefährlichkeit einer fiktiven Lebenseinstellung zum
Bewußtsein bringt, um ihn zugleicher Zeit zu ermutigen von
nun an anders anzupacken. Aufgeregtes Verhalten des
Lehrers nach einem solchen Vorfall, der, wenn er unglücklich
ausläuft ja auch den Lehrer besonders hart trifft, schelten
über Ungehorsam, als Strafe eine Beschränkung der Freiheit,
können den an und für sich schon erschreckten Kindern nur
schaden, da sie entmutigen. Die Kinder haben in diesem Falle
außerdem wirklich nicht aus böser Absicht, sondern aus dem
Affekt heraus gehandelt.

Kann man eine asoziale Handlung eines Kindes, die
geeignet ist, den Schüler selbst und seine Mitschüler zu ge-
fährden, durch Androhung strenger Strafe, durch Androhung
zum Beispiel von Prügel verhindern? Ja, es wird unter besonderen Verhältnissen, wenn Prügel für das in Frage kommende Kind eine sehr gefürchtete, unerträgliche Tatsache
bedeuten, sicher gelingen. Ist damit aber für die Einstellung
des Kindes zur Gemeinschaft etwas getan, ist eine Besserung eingetreten? Wir müssen uns klar machen, daß die
asoziale Handlung bedingt ist durch das Geltungsstreben des
Kindes, welches völlig entmutigt, weit über das berechtigte
Maß Beachtung verlangt. Es fehlt ihm der Mut eine positive
Leistung zu versuchen, und es hat nicht die innere Ruhe,
welche nach außerordentlichen Sicherungen für das Geltungsbedürfnis nicht verlangt, sondern sich bescheidet mit
dem Erfolg schlecht und recht mit den andern mitmachen zu
können. Bei diesem kranken Seelenzustand müssen wir einsehen, daß, wenn der eine Weg zur besonderen Geltung bei
den Kameraden und dem Lehrer zu kommen, wegen der zu
hohen Unkosten nicht offen scheint, sofort ein anderer,
nicht minder falscher, aber für die Persönlichkeit vermeint-
lich weniger gefährlicher, gewählt werden wird.

Das Aufspringen auf den fahrenden Zug ist ein bei
Knaben beliebtes, aber auch von Mädchen nicht verschmähtes
Mittel, um zu beweisen:

1. »Wenn der Lehrer es auch verbietet, ich tue es doch.«
   Das Kind will den Lehrer unterbekommen und zugleich vor den Mitschülern groß dastehen, es wagt
   etwas, was verboten ist, trotz der darauf stehenden
   Strafe. Protest gegen die Autorität des Lehrers ist die
   Ursache.
2. Es meint damit Gewandtheit und Geschicklichkeit
   beweisen zu müssen; je mehr Zuschauer, desto besser,
   hier sieht ja nicht nur die Klasse die kühne Tat, sondern auch noch viele andere Menschen sind dabei.
3. Es ahmt die Schaffner und Beamten nach, sie sind
   groß, erwachsen, sie haben zu befehlen, sind also
   »Oben«. Macht man nun dasselbe wie sie, so fühlt
   man sich »Oben«, anscheinend mit besonderem Recht,
   denn man ist ja noch jung und kann doch schon dasselbe wie der Erwachsene. Man will vielleicht sogar
   Schaffner werden, in diesem Augenblick ist man es
   bereits, und fühlt sich so befriedigt »Oben«, wie sicher
   nie wieder, wenn später die Wirklichkeit vom erwachsenen Menschen verlangt, den Beruf »Schaffner«
   ordentlich und tüchtig zu erfüllen. Was zählt im Ver-
   gleich zur Erlangung dieses Hochgefühls eine noch so
   kräftige Ohrfeige des Lehrers, noch dazu, wenn man
   sie vom Vater und Lehrer auch sonst öfter bezieht!
   Selbst die Kinder, denen die Ohrfeige immerhin als
   Schreckmittel dasteht, werden noch trotz der Furcht
   vor den Folgen die Tat wagen, in der Hoffnung, der
   Lehrer werde gerade nicht hinsehen. Außerdem kann
   man sicher sein, daß das Kind, wenn es ihm unter
   der Aufsicht des Lehrers garnicht glückt, bestimmt den
   Versuch machen wird, wenn es einmal allein fahren
   muß.

Es liegt die Möglichkeit vor, daß ein so schlechtes Beispiel Kameraden verlockt, das gleiche zu tun, eine ganze
Gruppe zögert dann mit dem Aus- oder Einsteigen, um ihren
fiktiven Mut zu beweisen. Man bedenke aber, die Ohrfeige
kommt doch immer zu spät. Vor der Tat kann man sie wirklich nicht gut geben, und hinterher hat sie ihren Zweck, den
Jungen vor der Gefahr zu bewahren, auch verfehlt. Hat man
die Ohrfeige aber angedroht, und erhält er sie dann vom Lehrer
nicht, so wird das dem Lehrer vom Jungen sicher als Schwäche angerechnet. Die Erfahrung lehrt, daß man weiter
kommt, wenn man solche Fälle einmal in der Klasse be-

spricht. Es ist nicht so gar schwer, Kinder davon zu überzeugen, daß das Aufspringen nicht eine so unbedingt mutige
Tat ist, daß auch keine so außerordentliche körperliche Gewandtheit dazu gehört, es auszuführen. Aber es ist möglich,
daß der gewandteste und geschickteste Junge dabei zu Schaden kommt, wenn das Trittbrett durch irgendeinen Zufall
glatt geworden ist. Sehr ernst halte man den Kindern vor
Augen, daß sie nicht nur sich Schaden zufügen können, daß
die ganze Klasse darunter leidet, wenn einem von ihnen ein
Unglück zustößt, daß auch der Lehrer darunter leidet. Man er-
zähle ihnen, daß Zugpersonal durch Unfug, den Kinder mut-
willig, oft ohne sich zu überlegen, was daraus folgen kann, an-
gestiftet haben, verunglückt ist. Dem ersten Jungen, der das
Aufspringen vormachen würde, schiebe man die Verantwortung zu, wenn andere, die es nachmachen, dabei zu Schaden
kommen. Aber man hüte sich, das Aufspringen zu verbieten.
Nachdem man mit der Klasse ausführlich darüber gesprochen
hat, überlasse man den Kindern die Verantwortung völlig
selbst: »Ihr müßt nun wissen, was ihr zu tun habt, ihr seid
klug genug einzusehen, was daran hängt, ihr seid alle ge-
wandt genug, es auszuführen, wenn nicht ein unglücklicher
Zufall das Aufspringen mißglücken läßt. Weil dieser Zufall
jeden Augenblick eintreten kann, deshalb will es die Eisen-
bahnverwaltung nicht haben, und wir sind doch alle sicher
genug und kennen unsere körperliche Gewandtheit zur Ge-
nüge, um sie nicht gerade hier beweisen zu müssen.« Die Hilfe
kommt dem Lehrer oft gerade von den Schülern, denen der
Unfug am ersten zuzutrauen wäre; das hat natürlich seinen
psychologischen Grund, denn gerade diese, die die Geltung
besonders brauchen, sind bestrebt, positiv mitzumachen, wenn
man es ihnen nur irgendwie zutraut, und sie dazu ermutigt.
Man kann sicher sein, wenn nun noch einer oder der andere
es wagen will, daß die Kameraden ihm das entrüstet ausreden
werden. Hat man ein sehr schwieriges Kind darunter, welches
vorläufig nicht gewillt ist, auf irgendein Einwirken des
Lehrers zu antworten, wird man sich schweren Herzens ent-
schließen müssen, das Kind von der Schulfahrt auszuschließen. Man tut es mit dem vollen Bewußtsein, diesem Kind einen
neuen Schaden zuzufügen. Man muß das eine opfern, um die
anderen zu behüten. Wenn man das Kind ausschließen
mußte, versuche man durch Zwiegespräch ihm das Ziel und
die Ursache seiner falschen Handlungsweise zu zeigen, die
Folgen nicht als eine Maßnahme des Lehrers, sondern als eine

Antwort der Wirklichkeit zu kennzeichnen. Man zerstöre seinen Glauben, irgendwie durch sein Verhalten wirkliche Geltung erreichen zu können. Man ermutige es, anknüpfend an eine Leistung, die es sonst einmal irgendwie zuwege gebracht hat, und zeige ihm, »du brauchst nicht so abwegige Mittel zu wählen dich zur Geltung zu bringen«. Ein langer mühsamer Weg für den Lehrer, oft lange ohne Erfolg, aber will man helfen, muß er gegangen werden. Niemals aber glaube man durch eine Ohrfeige oder Ausschließung eine wirkliche Besserung erzielt zu haben, wenn man sich die Mühe gibt, kann man sich jeden Augenblick vom Gegenteil überzeugen. Der Lehrer aber, der auf dem Standpunkt steht, »meine Pflicht ist es, zu verbieten, und wenn das Kind ungehorsam ist, so strafe ich es, damit habe ich meine von mir verlangte Pflicht erfüllt und bin von weiterer Verantwortung frei«, irrt sich. Vor dem Gesetz mag das genügen, aber die Verantwortung des Lehrers geht viel weiter; es gehört Mut dazu, Kinder zur Verantwortung zu erziehen.

Kurz möchte ich noch auf die Schülergerichte zu sprechen kommen. Sie sind vollkommen abzulehnen. Kinder können niemals die Einsicht in die Zusammenhänge der verübten Unart haben, wird es doch oft selbst dem psychologisch geschulten Lehrer schwer. Ohne diese Einsicht aber eine Strafe über den Kameraden verhängen dürfen, wird bei Kindern eine Überheblichkeit großziehen, die alles andere als eine Gemeinschaftsbereitschaft ist, ganz abgesehen davon, daß Strafe ja überhaupt abzulehnen ist.

Eine allgemein an den Schulen übliche, auch von den Behörden verlangte Einrichtung ist die Wertung der schriftlichen Arbeit nach einer bestimmten Zahlentabelle. Für den einfühlenden Lehrer ist es traurig, zu beobachten, wie ungeheuer hart ein Kind die Tatsache trifft, daß es statt einer 3, einem genügend, das es erwartet hat, ein mangelhaft, 4, oder gar ungenügend, 5 bekommt. Es empfindet diese Wertung, ich möchte behaupten in jedem Falle als eine unverdiente harte Strafe, es ist bereit, jede Entschuldigung, die es vor sich selbst irgendwie bestehen läßt, ins Feld zu führen. Viel, viel härter, als die Lehrer im allgemeinen ahnen, erscheint solche Wertung dem Kinde. Ich bin der Überzeugung, daß sie härter empfunden wird, als eine Strafe auf eine Unart. Die Eltern wissen davon ein Lied zu singen, sind aber häufig an dieser Überwertung der Noten durch die Kinder selbst schuld. Sie legen diesen Zensuren im Hinblick auf die

Versetzung einen zu großen Wert bei. Die Angst vor der schlechten Note kann die Lebenslinie eines Kindes völlig bestimmen, ich komme später noch einmal bei der Besprechung des Ehrgeizes darauf zurück. Hier möchte ich nur nachdrücklich betonen, daß es gut wäre, wie ja einsichtsvolle Pädagogen [1]) schon früher gefordert haben, wenn die Wertung in dieser Form ganz verschwände. Das Kind hat eine Arbeit zu schreiben, um zu üben, nicht, um eine gute Note zu erlangen. Weil vielleicht einzelne Kinder mit ungesundem Ehrgeiz im Hinblick auf die zu erreichende Note Eins ihre Leistungen steigern werden, tut man einer großen Zahl von anderen Schaden, entmutigt sie, treibt sie ganz in die Passivität hinein. Man sollte dem Verlangen der Eltern, welche die Wertung der Arbeiten, manchmal aus großer Besorgnis um die Versetzung, manchmal aus Mißtrauen gegen den Lehrer, häufig aus übergroßem Ehrgeiz, um mit den Schulerfolgen der Kinder prunken zu können, viel nachdrücklicher fordern, als sie der Lehrer für nötig hält, nicht zu sehr nachgeben. Hier könnte auf Elternabenden aufklärend gewirkt werden. Das Vergleichen der Arbeiten der Freundin der Tochter mit den Arbeiten des eigenen Kindes, das strenge Abwägen, hat die Lehrerin auch nicht parteiisch geurteilt, dazu das Unvermögen, den Wert der verschiedenen Fehler beurteilen zu können, das zu Fehlurteilen führt, treibt die Eltern in ein Mißtrauen zu den Lehrpersonen erst hinein. Schwere Beschuldigungen sind die Folge. Das Kind erlebt alles mit, aber daß die Eltern einzig und allein dem Kinde mit diesem Erlebnis, welches sie ihm vermitteln, schaden, weil es ihm das Vertrauen zu den Lehrern nimmt, ahnen sie nicht.

Die Eltern können verlangen, daß sie rechtzeitig Nachricht erhalten, wenn das Kind versagt. Sie haben Anspruch auf den Rat der Schule, was zu geschehen ist. Die Schule ist den Eltern dankbar, wenn sie dem Lehrer helfen zum Verständnis schwieriger Kinder. Im übrigen wird es genügen müssen, wenn den Eltern am Ende des Jahres mitgeteilt wird, das Kind ist versetzt oder nicht versetzt. Bei einer Nichtversetzung haben Lehrer und Eltern die Pflicht, das Kind davon zu überzeugen, daß die Nichtversetzung keine Strafe bedeutet. Selbst in dem Fall, wenn Faulheit und Nachlässigkeit des Kindes die Ursache des Zurückbleibens sind, muß es zwar

---

1) Dr. Hermann Büttner, »Zur Grundlegung des Erziehungs- und Unterrichtsbetriebs an unseren höheren Schulen. Marburg in Hessen, 1911. N. G. Elwertsche Verlagsbuchhandlung.

den Ernst der Lage begreifen lernen, aber es hat die Ermutigung nun frisch anzugreifen, sehr nötig. Nie dürfen die Erwachsenen vergessen sich zu fragen, warum ist dieses Kind faul und nachlässig geworden? Auf jeden Fall empfindet es das Zurückbleiben hart genug, ohne daß die Erwachsenen die Lage durch Vorwürfe noch verschärfen. Es empfindet ein Sitzenbleiben selbst dann noch als drückend, wenn es dieses als Rache, aus Protest gegen Eltern und Lehrer nötig hat, um vor sich den Sieg über die Erwachsenen zu erleben. Dieser Sieg wird ihm restlos von den Erwachsenen zugestanden, wenn sie es nicht verstehen, die Lage für das Kind zu entgiften, nämlich das Mißlingen der Erreichung des Klassenziels vor dem Kinde nicht zu wichtig nehmen, sondern es zur Arbeit, die ja jetzt leichter ist, ermutigen. Hier wird von manchen Eltern noch viel gesündigt.

Wenn wir zusammenfassen, geben wir zu, die Strafe ist überflüssig, unberechtigt und schädlich. Sie folgt jedesmal auf eine Einstellung des Kindes, für die dasselbe, da sie ja von den Erwachsenen verursacht wird, nichts kann. Die Strafe bedeutet Dressur, nicht Erziehung. Andererseits können wir ein Kind vor den niederdrückenden, als Strafe wirkenden Folgen seiner Handlungsweise nicht bewahren. Die positive Erziehung setzt ein mit der Ermutigung zur Leistung für die Gemeinschaft, zum Mitmachen, sie versucht die erworbenen Minderwertigkeitsgefühle durch Mut zum »Bessermachen« auszugleichen. Das Kind sieht bald ein: nicht der Lehrer steht hinter den unglücklichen Folgen einer gemeinschaftsfeindlichen Handlung, sondern die Gemeinschaft, die Wirklichkeit. Ist diese Einsicht erreicht, so wird der Lehrer hierbei nur gewinnen. Das Vertrauen zum Lehrer, zum Erwachsenen ist dann vorhanden, die Kinder erleben den Lehrer als Mittelsperson zwischen sich und der ihnen noch fremden großen Gemeinschaft. In diese große Gemeinschaft wollen sie sich eingliedern, so gut wie der Lehrer es tut. Sie kennen den Lehrer als Mitglied der Gemeinschaft, nicht als autoritativen Führer. Sie sind dann bereit, die ihnen zur Verfügung gestellte größere Lebenserfahrung des Lehrers anzuerkennen, sie zu benutzen. Es fehlt der Grund zur Protesteinstellung, der Lehrer kennt nur Gleichberechtigung, auch im Verhältnis zu seinen Schülern. Menschen sind beieinander, nicht Erwachsene mit überlegenen Kräften und Kinder, die sich ihrer Schwäche wegen fügen müssen, denn so empfindet es ein Kind. Die Kinder haben nicht nötig, eine Überlegenheit über den Lehrer beweisen zu wollen, da sie sich ihm gegenüber ja nicht »Unten« fühlen.

Lob und Ermutigung

Wie man von individualpsychologischen Erkenntnissen aus die Strafe ablehnen muß, so ist Lob und Belohnung überflüssig, ja schädlich, verleitet zum Ehrgeiz, entmutigt die Schwächeren, die das Lob nicht erreichen können. Eine sachliche Feststellung, dies und das ist an der Arbeit richtig, das Zeigen der nächsten Aufgabe und kein Lob, sondern die Ermutigung, »wenn du das erste begriffen hast, wird dir das folgende nicht schwer fallen. Gelingt es wirklich nicht das erste Mal, gerät es beim zweiten oder dritten Mal, und sollte es noch länger dauern, ehe du es kannst, was schadet es, du mußt nur den Mut zum Üben nicht verlieren. Übung macht den Meister«. Wie stark aber solcher Ermutigung Wertungen wie »mangelhaft« und »ungenügend« entgegenwirken müssen, möge man sich überlegen.

Auch bei Besserung im Betragen ist nur einfach festzustellen: »Heute ist es dir gelungen dich zu beherrschen, du kannst es also doch leisten.« Nur nebensächlich mache man solche Bemerkungen in dem Sinne, daß eine selbstverständliche Pflicht erfüllt worden ist. Bemerkungen wie: »Du bist aber heute ein sehr braves Kind gewesen«, womöglich vor der ganzen Klasse gesagt, gehen viel zu weit. Sie sind eine Gefahr, daß das Kind sich zwar bestrebt, Musterkind zu werden, um das öffentliche Lob vor den Kameraden zu gewinnen, eine Vorzugsstellung einzunehmen, aber nicht, um in der Gemeinschaft nützlich zu sein. Die Lebenslinie geht deutlich dann nach dem »Oben«, ein überspanntes Geltungsstreben nimmt das Kind als Gefahr für sich und andere in das Leben mit.

Begabung

Das größte Hindernis, welches in der Schule der Ermutigung entgegensteht, ist die herkömmliche, in weitesten Kreisen verbreitete Auffassung von erblicher Begabung. Wir wissen heute, daß der Mensch mit seiner hereditären Konstitution alles mögliche machen kann, daß er sich mit Berufung auf einen ererbten körperlichen Fehler einer Leistung entziehen kann, daß er andererseits gerade durch den körperlichen Fehler veranlaßt wird, überzukompensieren, ja, daß er es sogar zu Höchstleistungen bringen kann. Folgt man den modernen Vererbungsforschungen mit objektivem Ernst und kritischer Einstellung, so sieht man, daß die bisherigen Resultate die sehr wertvolle Erkenntnis gezeitigt haben, daß zwar die Anlage zur Konstitution vererbt wird, auch wohl die Färbung des Temperaments, aber durchaus nicht die Verpflichtung, dieser Anlage nachzugeben im Sinne einer bestimmten charakterologischen Entwicklung. Die moderne Vererbungsforschung rechtfertigt uns in unserer Einstellung, daß wir berechtigt sind, bei der Erziehung praktisch die Anlagen des Menschen als nicht zu verschiedenartig vorauszusetzen. Im Gegenteil, allen Menschen scheint eine ungemeine Gleichmäßigkeit der psychischen Veranlagung eigen zu sein, und es ist Sache des Milieus, die Bereitschaft für dieses oder jenes Gebiet zu entwickeln [1]. Schließlich sprechen wir, wenn durch günstige Lebensumstände der Mut zum besonderen Ueben vorhanden und erhalten ist, mit dem landläufigen Ausdruck von den großen Begabungen. Selbst derjenige aber, der zum Problem der Vererbung unbeirrbar so steht, daß er die erbliche Veranlagung wie ein unentrinnbares Schicksal über jedes Menschen Haupte schweben sieht, muß zugeben, daß in der Schule mit der Feststellung, »für dieses oder jenes Fach nicht begabt«, häufig Schaden angerichtet wird. Es ist eine alltägliche Erfahrung, daß Schüler, die bei dem einen Lehrer in einem Fache versagen und für unbegabt gelten, bei einem Lehrerwechsel plötzlich ihre Begabung entdecken. »Du bist nicht begabt«, gibt dem Kinde eine gute Entschuldigung an die Hand für die Nichtleistung, entmutigt es völlig. Es wird sogar hierdurch viel mehr entmutigt, als durch den Vorwurf der Faulheit. Ist es wirklich faul, dann hat es noch die Möglichkeit, durch Fleiß das Ziel doch zu erreichen, ist es aber unbegabt, so sieht die Sache ziemlich hoffnungslos aus. Unbewußt empfinden dies viele Eltern sehr gut, sie geben im allgemeinen leichter zu, daß ihr Kind faul sei, als daß es unbegabt sei. Doch auch der umgekehrte Fall kommt vor, wenn es in die Lebensanschauung eines der Eltern paßt.

Das Urteil, das Mädchen ist im allgemeinen und im besonderen für Mathematik unbegabt, hört man in Elternkreisen häufiger, als von Lehrern. Wenn man sich die Mühe gibt,

---

[1]) Nicht gemeint sind hier geistige Minderwertigkeiten, die durch schwere körperliche Defekte, zum Beispiel Gehirnerkrankungen, hervorgerufen sind.

der Ursache des Versagens in Mathematik eines sonst in wissenschaftlichen Fächern tüchtigen Mädchens nachzugehen, so findet man gar nicht so selten, daß es immer wieder von der Mutter zu hören bekommt: »Wozu braucht ein Mädchen Mathematik?« Eine Tochter, gerade wenn die Mutter ihr Vertrauen genießt, wird sich natürlich in diesem Falle kaum mit der Mathematik besonders mühen, die Mutter sagt ja, es ist nicht nötig. Die Mutter urteilt von ihrem Standpunkt richtig, sie ist eine tüchtige Frau und kommt gut durch, trotzdem sie keine Ahnung von Mathematik hat, folglich braucht eine Frau die Mathematik nicht. — Es ist sicher schwer dieser Frau begreiflich zu machen, daß gerade das, was ihr an der allgemeinen Ausbildung fehlt, ihre starre Einstellung mit verschuldet hat. Die enge Abgeschlossenheit der Ehe der gut bürgerlichen Frau, die Einstellung des Mannes, die Frau gehört ins Haus, der sich die Frau oft durchaus gern fügt, verhindert auch später eine Erweiterung des schon in der Jugend eng gehaltenen Gesichtskreises. Die Mutter wird ungeduldig, wenn sie die Hilfe der Tochter im Haushalt braucht, und das Mädchen gerade bei der Mathematikarbeit sitzt; ja, wenn es Französisch oder Englisch, Kunstgeschichte ist, das ist etwas anderes, mit diesen Kenntnissen läßt sich in der Gesellschaft etwas anfangen, da ist es begreiflich, daß Mühe darauf verwendet werden muß; aber mit Mathematik, — wie sollte ein junges Mädchen je dazu kommen, ihren Tischnachbarn mit Mathematik unterhalten zu müssen. Gar im Haushalt ist Mathematik völlig überflüssig! Das Mädchen hingegen, das ja nicht dumm ist, sieht bald ein, es gibt kein besseres Mittel, sich vor der unbeliebten Hausarbeit zu drücken, als die ungeheuer schwere und Zeit erfordernde Mathematikarbeit. Die Gedanken der Mutter sind sofort bei dem Protest gegen die Mathematik. Sie wird abgelenkt, sie wird blind gegen die eigentliche Ursache der Verweigerung der Hilfe von seiten der Tochter, nämlich der Unlust zur Hausarbeit. Ist es dem Mädchen zu verdenken, wenn es ganz zufrieden mit dieser geringen Begabung für Mathematik, die sich so schön ausnutzen läßt, nicht allzu bereit ist, diese Sicherung aufzugeben? Daß Mathematik nur ein Glied in der allgemein erweiterten Kette der Frauenbildung ist, die das Mädchen für die heute höheren Ansprüche des Berufslebens und des Ehelebens tüchtig machen soll, und daß auch dieses Glied im »Großen und Ganzen« wichtig ist, sieht eine Mutter oft nicht ein, und so sorgt sie unbewußt dafür, daß ihr kluges Mädchen für Mathematik »unbegabt« ist. Der Lehrer, der diese Zusammenhänge sieht, und dem es gelingt, in taktvoller Weise, ohne die Mutter zu entwerten, der gegenüber eine Entwertung bestimmt ungerechtfertigt wäre, die Entmutigung des Mädchens zu beseitigen, hat dann oft sehr schnell eine auch für Mathematik begabte Schülerin.

Ein Lehrer, der von solchen Zusammenhängen nichts ahnt, der versäumt, das Kind arbeits- und schulbereit zu machen, findet sich mit den schlechten Resultaten seines doch sachlichen und guten Unterrichts ab — »Mädchen sind eben selten für Mathematik begabt«. Dieses Vorurteil aber hindert ihn wieder an der völligen Entfaltung seiner Kräfte im Mathematikunterricht der Mädchen.

Eine ganze Reihe ähnlicher Hemmungen, die durch die Einstellung unserer Kultur bedingt sind, könnte man hinwegräumen, eine ganze Reihe von Begabungen »Bereitschaften« könnten frei werden, die jetzt verkümmern. Man sollte in der Schularbeit nicht von einer ererbten Unfähigkeit, einer schwachen Begabung sprechen, auch nicht von einer ererbten starken Begabung. Man legt damit bei sich selbst ein Vorurteil fest, das sich auf die Kinder überträgt, und sie entmutigen muß. Es ist nötig, statt dessen lieber die Verhältnisse, unter denen ein Kind aufwächst, zu untersuchen. Die Weltanschauung und die Lebensanschauung der Eltern und Lehrer sind ungemein wichtige Faktoren bei der Entwicklung oder dem Zurückbleiben der geistigen Kräfte der Kinder. Man benutze die Leistungen der guten Schüler, zeige, auf welche Weise dieselben zu der Leistung gekommen sind, nämlich in der Hauptsache durch Bereitschaft zum Ueben. Man verhindert damit zu gleicher Zeit die Überschätzung der eigenen Begabung bei den Begabten, die Leistung wird dadurch, daß sie als nicht so schwer erreichbar hingestellt wird, nicht überwertet, und doch erhält der eigene Anteil an der Leistung, der Mut zur Arbeit die Wertung und die Würdigung, die ihm zukommt. Heute geschieht es noch oft, daß der lernbereite Schüler glauben machen möchte, er arbeite nicht, ihm fliege sozusagen alles zu; das stimmt niemals, er macht nur nicht die aus der Entmutigung entstandenen unzähligen Umwege der weniger Bereiten, die sich das Ziel, die Leistung nicht zutrauen, und auf den Umwegen schon liegen bleiben. Wenn der Lehrer aber erst einmal in dieser Art mit seinen Schülern angefangen hat zu arbeiten, frei von der Voraussetzung, er habe begabte und unbegabte

Schüler, wird es ihm schwer werden, den Glauben an eine enge Begrenzung der Entwicklungsmöglichkeit des einzelnen, als eine durch die Vererbung begründete Tatsache, aufrechtzuerhalten.

Der Ehrgeiz

Ehrgeiz und übertriebenes Geltungsstreben sind eng miteinander verbunden. Der Ehrgeiz ist ein Mittel, dessen sich der Mensch bedient, um eine möglichst glänzende Leistung hervorzubringen. Vermittelst dieser hofft er einen angesehenen erhöhten Platz in der menschlichen Gesellschaft einnehmen zu können. Starke Empfindlichkeit gegen jeden Mißerfolg zeichnet den Ehrgeizigen aus. Das Lampenfieber des Künstlers und die Furcht vor dem Examen sind Folgen des Ehrgeizes. Sie bilden die Sicherung, die der Mensch braucht, um einen Mißerfolg oder auch nur eine mindere Leistung vor sich und anderen zu entschuldigen. In der Schule spielt der Ehrgeiz eine große Rolle, sowohl bei den Schülern als auch bei den Lehrern. Er ist bezeichnenderweise bei dem weiblichen Geschlecht infolge der stärker vorhandenen Minderwertigkeitsgefühle intensiver vertreten, als beim männlichen. Bei Kindern und Jugendlichen kann man deutlich zwei Hauptgruppen der Ehrgeizigen unterscheiden: diejenigen, denen es gelingt, durch den Ehrgeiz eine hervorragende Leistung zu erreichen, und diejenigen, welche mit Mittelleistungen, eben weil sie ehrgeizig sind, nicht zufrieden, andererseits nicht den Mut aufbringen, in eiserner Arbeit und Übung die Höchstleistung zu erreichen und deshalb die Arbeit ganz aufgeben. Sie haben dann immer noch die Ausrede für sich — »ja, wenn ich arbeitete, würde ich die beste Leistung erreichen, aber ich arbeite nicht. Ich tue dem Lehrer, dem Vater nicht den Gefallen.« Mit dem letzten Gedanken wird zugleich das Machtstreben noch nach anderer Seite befriedigt, der Sieg über den Lehrer, oder den Vater, wenn letzterer nämlich möchte, daß der Junge der beste wäre, scheint erreicht und ist tatsächlich erreicht. Dieser letzte Fall tritt natürlich nur ein, wenn der Junge sich ohnehin im Protest zum Vater befindet. All die unendliche Mühe, die zu Hause und auch in der Schule aufgewandt wird, um ein so entmutigtes Kind zum Mitmachen zu bewegen, ist meist vergebens. Der Zwang, den es durch seine Passivität auf die Erwachsenen ausübt, sich mit ihm besonders und dauernd zu beschäftigen, befriedigt durchaus das kranke Geltungsstreben eines so falsch eingestellten Kindes. Gewöhnlich häufen sich in solchem Falle die Erziehungsfehler der Erwachsenen, es hört beispielsweise, es sei unbegabt. Immer sicherer wird es in der Ablehnung der von ihm verlangten Leistung. Auch die in der Schule übliche Wertung der Leistung erweist sich wieder als ein schwerer Fehlgriff der heutigen Pädagogik, als ein unmittelbarer Anreiz zum Ehrgeiz mit seinen verschiedenartigsten Folgen. Ein Mädchen, das mündlich im Englischen einigermaßen mitkam und, wenn es sich auch sehr langsam äußerte, doch mitmachte, versagte schriftlich ganz und gar und zwar besonders bei den Klassenarbeiten, trotzdem man bei den voraufgegangenen Übungen den Eindruck hatte, daß es die verlangte Arbeit mit einiger Sicherheit beherrschte. Eine Rücksprache mit der Mutter brachte zutage, daß zu Hause mit allen Kunstgriffen gearbeitet wurde, um das Kind in den Ehrgeiz hineinzutreiben. Es wurde ihm gesagt: »Du bist es deiner Familie schuldig, bestes zu leisten.« Es wurden Belohnungen ausgesetzt, falls es eine gute Arbeit nach Hause brächte. Eine in der Schule mit mangelhaft zensierte Leistung erregte eine Katastrophe zu Hause, das Kind wurde vor dem jüngeren Bruder gedemütigt, der ihm als Muster von Begabung hingestellt wurde, man sagte dem Mädchen: »Wärest du nur halb so begabt als dein Bruder.« Die drohende Nichtversetzung wurde als eine Niederlage vor der ganzen Verwandtschaft geschildert. Andererseits wurde jede gelungene Arbeit über Gebühr gelobt, als Glanzleistung hingestellt; es wurde im Sinne einer falsch verstandenen Ermutigung ermuntert, das nächste Mal wieder eine so gute Arbeit zu schreiben. Die Folge war, daß das Mädchen in einer entsetzlichen Angst vor jeder Klassenarbeit, welche es den Ehrgeiz hatte, unbedingt mit »gut« schreiben zu wollen, völlig versagte. Die Arbeiten nahmen ein Gepräge an, das nur noch mit Unsinn bezeichnet werden konnte, und eben dieser Unsinn, der in solcher Form auch nicht durch die sonstigen schwachen Leistungen des Mädchens begründet war, brachte die Lehrerin darauf, weiter nachzuforschen. Vor sich selbst, vor zu Hause, vor der Lehrerin entschuldigte das Mädchen die schlechte Leistung mit der großen Angst. Es konnte natürlich nicht wissen, daß diese Angst ihre Ursache im Ehrgeiz hatte. Es sagte sich zur Rettung seines Geltungsstrebens: »Ich bin nicht unbegabt, ich bin ebenso begabt wie der Bruder, mich hindert nur die Angst.« Die Furcht gebrauchte es als Sicherung gegen die

gute Leistung, die es sich eben nicht zutraute. Das Mädchen
konnte eine gute Leistung, weil es aus Privatunterricht plötzlich in die große fremde Klasse versetzt wurde, noch gar
nicht hervorbringen. Es war ihm selbst nicht zum Verständnis gekommen, daß es naturgemäß erst allmählich den Aufgaben der Klassen gerecht werden konnte. Die Erwachsenen
hatten von ihm zu Hause gute Leistungen erwartet und über-
werteten nun die schlechten in der gleichen Einsichtslosig-
keit wie das Kind. Sie hatten ihm das Ziel vor Augen gestellt,
eine gute, eine beste Schülerin zu sein.

Die Arbeiten besserten sich von dem Augenblicke an, als
die Lehrerin das Mädchen durch Rücksprache überzeugte, daß
die Wertung unter der Arbeit eine Nebensache bedeute, daß
die Hauptsache sei, es übe, daß es durchaus nicht nötig sei,
gleich eine gute Arbeit zu schreiben. Dem Mädchen wurde
erklärt, auch eine Arbeit, die noch mit »mangelhaft« bezeichnet werden müßte, könne einen Fortschritt bedeuten. Der
Fortschritt aber sei das Wichtige und nicht die Nummer.
Die Lehrerin ging noch weiter und zensierte eine schlechte
Arbeit dieses Mädchens nicht, sie zeigte zwar die vorhandenen
Mängel der Arbeit, gab aber die Arbeit nur mit einem er-
mutigenden Wort zurück, ohne schriftliches Urteil. Da es
möglich war, die häusliche Umgebung zu beeinflussen, so daß
das Mädchen richtige Hilfe und Ermutigung zu Hause be-
kam, und daß man abließ von übertriebener Wertung der
Schularbeit, ihm die Ruhe gönnte zu langsamer geistiger
Entwicklung, faßte das Mädchen langsam und ganz allmählich Mut zum Mitmachen, zum Üben. Ganz allmählich sieht es
ein, daß das Leben, die Schule kein »Oben« von ihm verlangt,
sondern ein Mittun. Gering ist der Fortschritt, der zu sehen
ist, häufig sind die Rückfälle. Aber es geht doch stetig vorwärts, und es besteht begründete Aussicht, das Kind im Laufe
der Schuljahre aus seinen Schwierigkeiten herauszuholen.

Aber auch Schüler, denen es gelingt, vermittelst des
Ehrgeizes ihre Leistungen so zu steigern, daß sie ein »Oben« in
der Schule damit erreichen, schädigen ihre Leistungen. Sie
begnügen sich nicht mit dem Erreichten, ihr Bestreben geht
dahin, über alle hinaus zu wollen, mehr zu leisten noch als
der Lehrer. Das gelingt nun nicht so leicht. Die Entwertung
des Lehrers wird als erstes fiktives Mittel, welches sich am
leichtesten anwenden läßt, zu Hilfe genommen. Dann aber
werden mit Absicht verzerrte, gemeinschaftsfeindliche Le-
bensanschauungen, wo es irgend geht, dem Lehrer entgegen-

gehalten. Es wird versucht, den Lehrer mit einer unfruchtbaren Diskussion festzuhalten. Der »Höhenmensch«, der »Einzelmensch« wird als »Ideal« des Menschentums hingestellt, immer mit dem Versuch, dem Lehrer auf geschickte Weise beizubringen, wie armselig er doch selbst sei mit dem täglichen Einerlei seiner Arbeit, und wie man es bereits fühle, man sei zu ganz etwas anderem geboren, werde weit Höheres erreichen. Dazu gehört aber natürlich, daß man schon in der Schule übt, über die anderen hinauszukommen. Ob die Anschauungen, die der Jugendliche entwickelt, irgendeinen Sinn haben, kümmert ihn wenig, wenn sie nur anders sind als die Einstellung, die man von ihm erwartet, wenn sie nur recht viel Protest erregen. So ist er doch nicht zu übersehen, man kümmert sich um ihn, er rückt in den Vordergrund. Auch eine brüske Zurechtweisung ist ihm im tiefsten Innern recht, gibt sie ihm doch das Recht, sich ganz von der Gemeinschaft auszuschließen, sich vorzulügen, Einsamkeit sei eben das Schicksal aller großen Geister. Leider nur, — Einsamkeit erträgt der Mensch nicht lange, am wenigsten der Jugendliche. Auch zur Einsamkeit braucht man einen zweiten, dem man die Einsamkeit zeigen kann, der sie bewundert und wertet. Kleine Scheingemeinschaften bilden sich, und häufig wird man beobachten, daß der entmutigte Ehrgeizige sich einen schwächeren Kameraden sucht, dem er leicht als mutiges Vorbild erscheinen kann, und daß der schwächere Kamerad sich durch die Beachtung des begabten »Einzelmenschen« gehoben fühlend, gern Gefolgschaft leistet. Bis zur Homosexualität kann solche Freundschaft gehen. Die ehrgeizige Einstellung wird besonders gefährlich in den Pubertätsjahren, wo die Unsicherheit gegenüber den Aufgaben der Geschlechtsrolle dazu kommt, und wo der ehrgeizige Knabe die Niederlage der Frau gegenüber fürchtet, mehr als ein anderer, und das ehrgeizige Mädchen, welches in der Frauenrolle ein »Unten« erblickt, stärker in den »männlichen Protest« hineingerät, als seine Kameradin.

Fällt aber die Freundschaft einmal auf einen gleicheingestellten, gleichbefähigten Kameraden, so dauert die Freundschaft nicht lange. Gegenseitig sich gelten lassen können sie nicht. Dieser Mißerfolg bestärkt sie wieder in ihrer Meinung: nur allein kommt der Mensch auf die Höhe. Schopenhauer ist ein beliebter Lesestoff dieser Jugendlichen. Hin und wieder finden sie einen Erzieher, der selbst unsicher, in ihnen die kommenden Führer der Menschheit zu sehen vermeint.

Ihn idealisieren diese Jugendlichen gern, fühlen sich gehoben durch die Freundschaft des reifen Mannes oder der reifen Frau. Beide Teile wandeln aber am Abgrund. Wynekens und Blühers Schicksal zeigen es uns deutlich.

Der Lehrer, der mit solchem Jugendlichen zu tun hat, steht der schwierigsten Aufgabe gegenüber. Es ist ihm noch schwerer beizukommen, als einem jungen Menschen, der sich auf die Nichtleistung eingestellt hat. Von Heilung, die wir versuchen wollen, müssen wir hier sprechen, Milieubedingungen haben diese Neurose verursacht, Erziehungsfehler, die oft weit zurückliegen. Voraussetzung zu einem glücklichen Gelingen der Heilung ist die völlige Anerkennung eines solchen, immer besonders empfindlich eingestellten Jugendlichen, als gleichwertigen Menschen. Der Lehrer vermeide unbedingt jede Autoritätseinstellung. Man gehe freundlich und durchaus ernsthaft, niemals mit Ironie, auf die vorgebrachten Ansichten des Jugendlichen ein. Eine ganz schlimme Wirkung hat die Ironie auf die Menschen. Ein sehr starkes Minderwertigkeitsgefühl löst sie aus. Sofort zieht sich der Jugendliche, wie eine Schnecke in ihr Haus, in sich selbst zurück, um im Innersten seine ganze Umgebung zu entwerten. Ironie gebrauchen jüngere Mädchenschullehrer gern, wenn sie sich selbst der Klasse gegenüber unsicher fühlen, weil sie meinen, in dem fast augenblicklich erfolgenden Rückzug der Mädchen einen Erfolg buchen zu können.

Ob man nun dem Jugendlichen gleich an seinem eigenen Benehmen vorsichtig Einsicht in seine fiktive Lebensauffassung vermittelt, oder ob man lieber unpersönlich an Beispielen, welche man aus dem Leben, aus der Geschichte, aus der Literatur herholt, ein fiktives Ziel, die Gemeinschaftsfeindlichkeit eines Menschen, die untauglichen Mittel, welche er anwendet um nach »Oben« zu kommen, zeigt, wird eben so sehr von der Persönlichkeit des Lehrers, als auch von der Persönlichkeit des Schülers abhängen. Mancher Jugendliche verträgt ein Rühren an sein eigenes Innere vorläufig nicht; mancher verlangt sofort nach der Erklärung persönlich erlebter Schwierigkeiten. Niemals braucht man sich von oft mit großer Gewandtheit vorgebrachten Einwänden entmutigen zu lassen. Es ist einfach die Form, in der sich der Jugendliche mit den für ihn neuen und nicht bequemen Dingen auseinandersetzt. Bald erlebt der Erzieher, wie der junge Mensch, der ihm eben noch Stein und Bein Opposition gemacht hat, bei der nächsten Gelegenheit andern gegenüber bereits als eigene Erkenntnisse verteidigt, was er vor kurzem selbst noch nicht anerkennen wollte. Dann kann der Lehrer, der Erzieher beruhigt sein, der erste Schritt zur Gesundung ist getan. Sehr vorsichtig muß der Erzieher aber sich selbst hüten, er darf keinerlei Siegesgefühl zur Schau tragen, jede leise, wenn auch anerkennende Verwunderung über die Änderung der Auffassung kann vom Übel sein. Einen Rückfall, manchmal nicht wieder gut zu machen, wird man dann erleben. Bei neuer Gelegenheit zur Unterhaltung wird das Gespräch einfach, wie selbstverständlich, auf der neuen Basis weitergeführt. Niemals darf der Lehrer seine Überzeugung aufzwingen wollen. Die Entscheidung, ob Annahme oder Ablehnung einer Lebensanschauung muß der Jugendliche selbst treffen, er muß selbst die Verantwortung tragen. Mißglückte Versuche, und wie leicht mißglücken diese ersten zögernden Schritte, den Weg zur Gemeinschaft zu finden, werden sonst unfehlbar dem Rat erteilenden Lehrer in die Schuhe geschoben, damit erhält der Jugendliche einen Beweis: der Lehrer, der Erzieher hat unrecht, und ich habe recht. Auch die besondere Beachtung des Lehrers, die dieser schwierigen Schülern gegenüber aufbringen muß, darf der Jugendliche nicht merken. Der Lehrer ist für ihn da, freundlich und achtungsvoll, bereit, ihn ernst zu nehmen, aber er ist nicht besonders für ihn da, nicht mehr als für jeden anderen Schüler auch.

Leicht zu erkennen ist die hemmende und schädigende Wirkung des Ehrgeizes beim Sport, und merkwürdigerweise ist gerade hier die Meinung weit verbreitet, ohne Ehrgeiz der Beteiligten seien Leistungen im Wettkampf nicht möglich. Die Leibesübungen spielen heute mit Recht eine große Rolle im Schulleben. Sie werden aber viel zu wenig ausgenutzt als Gelegenheit, um hinter die psychische Einstellung der einzelnen Kinder und Jugendlichen zu kommen.

Wenn wir vom »Ganzen« ausgehen, Leib-Seele als etwas Untrennbares, voneinander Abhängiges betrachten in all ihren Äußerungen, wie die Erfahrung uns lehrt vorgehen zu müssen, so besteht zwischen körperlichen und geistigen Leistungen ein Zusammenhang, dem wir nachzuforschen haben. Eine Organminderwertigkeit, zum Beispiel Linkshändigkeit, veranlaßt ein Kind, gezwungen durch unsere auf Rechtshändigkeit eingestellte Kultur, im allgemeinen mehr zu üben, als der Rechtshänder das braucht. Es erreicht die Fertigkeit des rechtsseitigen Menschen erst nach verhältnismäßig

4*

größerer Übung. Durch die Einstellung auf größere Übung bekommt es einen kleinen Vorsprung, nachdem es die normale Leistung erreicht hat, das ermutigt es zum Weiterüben. Der Ballwurf mit der linken Hand ist ihm gut gelungen, es hat mehr erreicht als die Kameraden, die normal rechtsseitig sind. Es bekommt Mut und Lust zu allen sportlichen Übungen, wird ein guter Läufer, Springer usw. Es braucht nun nur einige kleine Mißerfolge in bezug auf die wissenschaftlichen Fächer zu erleben, so rettet es sich mit seinem Geltungsstreben auf das sportliche Gebiet, wo ihm leichte Erfolge winken und lehnt die wissenschaftlichen Fächer mehr und mehr ab. Je ehrgeiziger es ist, desto einseitiger wird es werden. Durch diesen Ehrgeiz aber hindert er sich wieder selbst an den für es erreichbaren Höchstleistungen, was am deutlichsten bei Wettkämpfen zutage tritt. Das Startfieber braucht es als Entschuldigung für sich und vor anderen, wenn eine Leistung als Höchstleistung nicht gelingt. Diejenigen, welche beim Üben mit ihren Leistungen oft gar nicht so sehr hervorragen, die mitmachen, ohne zu sehr auf den Sieg erpicht zu sein, sind frei vom Startfieber, und man erlebt von solchen Jugendlichen Überraschungssiege, die natürlich die Betreffenden zum Weiterüben ermutigen. Wir finden solche richtig auf den Wettkampf eingestellte Jugendliche häufiger unter den auch im wissenschaftlichen Unterricht leistungsfähigen Schülern, als unter den sogenannten »Unbegabten«. Sie sind weniger ehrgeizig, verteilen ihre Kräfte gleichmäßiger auf alle Gebiete, weil eine Höchstleistung, die über andere hinausgeht, sie nicht so sehr lockt, ihnen für die Wertung ihrer Persönlichkeit nicht nötig scheint. Ihr Selbstvertrauen ist gesund, sie bedürfen nicht des immer wiederholten Beweises ihrer Leistungsfähigkeit.

Wie eine völlig falsch angelegte Ermutigung, die darauf hinauslief, den Ehrgeiz zu wecken, zu geringerer Leistung führen kann, möchte ich an folgendem Beispiel zeigen:

Zwei Mädchenmannschaften, aus zwölf- und dreizehnjährigen Mädchen bestehend, liefen in einer Staffette mit, und hatten beide vor allen anderen Teilnehmenden gleiche Aussichten auf den Sieg. Bei der einen Mannschaft wurde nun versucht, den Mut zum Sieg dadurch zu heben, daß man den Gegner entwertete, ihn als minderwertig, als schlecht ausgebildet hinstellte. Leider ein vielgebrauchtes und beliebtes, aber sehr unbrauchbares Mittel den Sieg selbst in die Hände zu bekommen. Es wurde nicht versäumt, zu versuchen, die

Gegnerinnen zu entmutigen und ihnen zu sagen: »Ihr könnt ja gar nicht laufen, eure Technik ist falsch, Herr S. sagt es auch.« Der Kampf verlief folgendermaßen: die Mannschaft, die entmutigt werden sollte, erwarb richtig ein Minderwertigkeitsgefühl, aber da es mutige Mädchen waren, die sich auf ihre Übung verließen und von denen bis dahin nichts weiter verlangt worden war, als daß sie ihre Kräfte einsetzen sollten, so gut sie könnten, denen es nicht als das Wichtigste hingestellt worden war, daß sie die erste Gruppe würden, versuchten ihr eben erworbenes Minderwertigkeitsgefühl durch erhöhte Leistung auszugleichen und gingen überlegen durchs Ziel. Die Kräfte der beiden Mannschaften waren ungleich geworden, weil den einen gesagt worden war, »ihr müßt siegen, und ihr werdet auch siegen, denn eure Gegnerinnen können nichts«. Die Lage war nun für die ehrgeizigen Mädchen so, daß eine doch immerhin mögliche Niederlage einer Gegnerschaft gegenüber, die minderwertig war, viel schwerer ins Gewicht fiel, als wenn man eine gleichwertige Gegnerin anerkannt hätte. Das Startfieber mußte sich bei der ehrgeizigen Einstellung und bei der Unmöglichkeit der Zusicherung des unbedingt sicheren Sieges vergrößern und hemmend wirken, das bedeutete aber für die Gegnerinnen, denen es gelang, ein Minderwertigkeitsgefühl glücklich zu kompensieren, einen Gewinn. Auch die Siegerinnen waren in Gefahr, denn es bestand die Möglichkeit, daß der Körper die plötzlich gesteigerten Ansprüche, die die Psyche von ihm verlangte, nicht vertrug, und es dadurch zu einer körperlichen Schädigung hätte kommen können. Bei diesen kräftigen und gesunden Mädchen ging es ohne Schaden ab.

Ehrgeiz kann wohl einmal zur Höchstleistung führen; wie man aber gerade an diesem Beispiel sieht, führt er ebenso leicht zur Niederlage. Der Erfolg hängt nämlich nicht von der Persönlichkeit allein ab, sondern davon, ob in einem vorkommenden Falle die Begleitumstände günstige sind. Immer aber bleibt der Versuch, vermittelst des Ehrgeizes zur Überleistung zu kommen, ein Glücksspiel.

Man muß wohl nun fragen, gehört der sportliche Wettkampf überhaupt in die Schule? Ich möchte bejahend antworten, mit der Einschränkung, daß es eben alles darauf ankommt, wie der Leiter der sportlichen Übungen sich zu der Sache stellt. Ist er selbst ehrgeizig, wird es unbedingt den Kindern zum Schaden gereichen. Andererseits kann ein gemeinschaftsbereiter Jugendleiter gerade bei den sportlichen Spielen und Kämpfen der Jugendlichen ungemein viel zur Erziehung zur Gemeinschaft beitragen. Der einzelne lernt eine Niederlage ertragen, ja er lernt mit Aussicht auf eine sichere Niederlage in den Wettkampf gehen, nur um sich zu üben in der für ihn erreichbaren Höchstleistung. Die Niederlage droht immer, sie droht nicht nur dem einzelnen, nein auch der ganzen Schule. Man hat sich damit abzufinden in ehrlicher Anerkennung der überlegenen Kräfte des andern, ohne gleich in wildes Entwerten auszubrechen, wie man es leider so oft hört. Auch der Sieger wird zur Rücksichtnahme auf den Gegner erzogen, weiß er doch, wie leicht es das nächste Mal anders aussehen kann. Wenn von keiner Seite die Jugendlichen in den Ehrgeiz hineingetrieben werden, wenn sie zu den Wettkämpfen gehen in der Absicht, durch das Messen mit anderen ihre Kräfte zu üben, gegenseitig voneinander zu lernen, was zu lernen irgend möglich ist, haben diese Wettkämpfe noch den Vorteil, daß sie den Kreis der Gemeinschaft größer ziehen, über die eigene Klasse, die eigene Schule hinaus. Je weiter aber der Kreis wird, mit dem der Jugendliche in Berührung kommt auf den ihn angehenden Gebieten, eine desto bessere Vorbereitung fürs Leben, für die Wirklichkeit gewähren wir ihm. Die Gefahr der körperlichen Überanstrengung erscheint ohne ehrgeiziges überspanntes Geltungsstreben ausgeschlossen. Jeder wird sein Bestes geben wollen, aber da Sieg und Niederlage nicht überwertet werden, wird kaum eine Einstellung der Psyche erfolgen, die vom Körper mehr verlangt, als er gerade in dem betreffenden Stadium seines Wachstums hergeben kann. Der Jugendliche muß aber seine ihm mögliche Höchstleistung zu erreichen suchen, soll Herz und Lunge den Wachstumsanreiz durch die Psyche erhalten, dessen die Organe in den Jahren der körperlichen Entwicklung des Jugendlichen bedürfen.

Auch zur Aufgabe der Ermutigung ist hier manches zu sagen. Wenn ich ein Kind oder einen Jugendlichen beobachte, der mit voller Aufmerksamkeit, mit größtmöglicher Konzentration, mit schneller, richtiger Überlegung, mit Entschlußfähigkeit, mit unverrückbarer Zielsicherheit als Mitglied einer Schlagballmannschaft seinen Platz ausfüllt, so will es mir unmöglich erscheinen, daß er in wissenschaftlichen Fächern in gerade all diesen Eigenschaften versagen sollte, und doch tut es das manchmal vollständig. Gewöhnlich wird diese Tatsache der mangelnden Begabung in die Schuhe geschoben. Dieser Jugendliche aber hat alles, was ihm auch in der wissenschaftlichen Arbeit den Erfolg sichern könnte, es fehlt ihm nur eines, das Ausschlaggebende, der Mut. Auch hierbei zeigt sich: der Mut des Soldaten in der Schlacht bedeutet noch lange nicht den Mut der Wirklichkeit, zum Leben. Der Jugendliche gleicht sein Minderwertigkeitsgefühl, sein geringes Selbstvertrauen mit Leistungen auf sportlichem Gebiet aus. Er verrät damit aber unbewußt seine geistige Befähigung. Sache des geschickten Erziehers ist es nun, dem Jugendlichen immer wieder klar zu machen, wer so aufmerksam eine Stunde lang ein anstrengendes Spiel verfolgen und mitmachen kann, dem ist es auch möglich, einer Unterrichtsstunde zu folgen. Fängt das Kind, der Jugendliche dann an, anzupacken, ist es von größer Wichttigkeit, ihm die nötigen Hilfen zum Nachholen des Versäumten irgendwie an die Hand zu geben. Häufig läuft nämlich die Sache so, daß der Jugendliche seine ersten schwachen Versuche infolge der lange versäumten Übung mit einem Mißerfolg büßt. Der Wille zur Leistung macht noch nicht die Leistung. Das muß man sofort zeigen, aber auch den Versuch nachdrücklich anerkennen und ermutigen: »Allmählich kommst du so ans Ziel, genau wie du deine Erfolge auf sportlichem Gebiet doch deiner unermüdlichen Übung verdankst.«

Der junge Mensch und seine Umgebung sind ein »Ganzes«. Jeder Teil der Lebensäußerung des Jugendlichen ist auf dieses »Ganze« bezogen. Der Lehrer ahnt gar nicht, was er für Möglichkeiten zur Bereitmachung seiner Schüler für sein Fach aus der Hand gibt, wenn er sich nicht um möglichst viele, also auch um die sportlichen Interessen der Jugendlichen kümmert, welche heute einen großen Platz in dem Leben der meisten jungen Menschen einnehmen.

Trotz und Lüge

Unter den, infolge ihrer großen Unsicherheit der Umgebung gegenüber, gern von den Kindern gewählten, und doch höchst unbrauchbaren Mitteln, stehen in der Schule neben dem Ehrgeiz Trotz und Lüge an erster Stelle. Trotz ist vom Standpunkt des Kindes aus gesehen ein brauchbares Mittel, um sich dem Erwachsenen gegenüber durchzusetzen, ihn in Wut zu bringen, einen Sieg zu erleben. Das unrichtige Benehmen des Erwachsenen bei Trotzeinstellung des Kindes läßt dieses die Erfahrung machen, es hätte wirklich damit eine

Möglichkeit sich durchzusetzen, sich nach »Oben« zu bringen. Je mehr Unkosten es dabei auf sich nehmen muß, selbst Schläge, desto höher wertet es den Sieg. Es mißt nämlich an der Härte der Strafe die Wut des Erwachsenen. Je älter ein Kind wird, um so sicherer versagen alle Gewaltmittel; bei den älteren Jugendlichen bleibt auch der scheinbare Erfolg der äußeren Unterwerfung völlig aus. Es gibt in der Hauptsache nur eine mögliche Behandlung im Augenblick des trotzigen Protestes, und das ist bei größter Ruhe und Freundlichkeit eine völlige Nichtbeachtung des Trotzes.

Es ist Zeichenstunde in der Quinta einer Mädchenschule. Auf den Fensterbrettern stehen Blumensträuße, von den Kindern mitgebracht, um als Vorbild für das Zeichnen und Malen zu dienen. Die Lehrerin freut sich über die Blumen, ohne zu fragen, wer sie mitgebracht hat; es wird als selbstverständlich vorausgesetzt, daß diejenigen Kinder, welche Blumen im Garten haben, sie auch für die andern mitbringen. Es wird beschlossen, Stiefmütterchen zu malen. Die Lehrerin nimmt einen großen Strauß Stiefmütterchen, verteilt sie an die Schülerinnen, und man fängt emsig an zu arbeiten. Die Lehrerin bemerkt aber zu ihrem Erstaunen, nachdem sie sich kurze Zeit mit einigen Schülerinnen beschäftigt hat, daß die verteilten Stiefmütterchen alle wieder verschwunden sind, und die Kinder die Blüten aus dem Gedächtnis zeichnen. Auf eine Frage bekommt sie die Auskunft: Gretchen hat die Stiefmütterchen mitgebracht, aber sie will sie uns nicht geben, sie hat sie alle wieder eingesammelt. Die Lehrerin fragt das Kind: »Möchtest du uns die Stiefmütterchen wirklich nicht geben, was hast du für einen Grund?« Es kommt keine Antwort, aber das ganze Gretchen mit den finsteren trotzigen Augen, den vorgeschobenen Lippen, bis zu den fest übereinander gekrampften Beinchen sagt der Lehrerin ein deutliches »Nein«. Es sagt weiter, stumm, aber durch ausdrucksvollste Miene: »Warum? — das geht dich gar nichts an, —« und, »ich bin bereit den Kampf aufzunehmen.« Die Lehrerin tut Gretchen den Gefallen nicht, sie sagt nur freundlich: »Ach, ich weiß, du willst die Blumen sicher noch verschenken und fürchtest, sie könnten beschädigt werden. Aber wir haben ja noch andere Blumen, behalte deine ruhig.« — Die Lehrerin wendet sich den anderen Kindern wieder zu. Gretchen, das sonst zu den munteren unruhigen Kindern gehört, sitzt ganz still, ohne rechts und links zu gucken, und versteckt ihre äußerst ungemütliche Lage hinter eifriger Arbeit. Sie ist durch ihr Benehmen in eine Vereinsamung geraten, sie ist durch eigene Schuld ausgeschlossen von der Klasse, das erträgt sie nicht lange. Mit einer trotzigen, unartigen Bewegung schiebt sie den neben ihr arbeitenden Kindern ihre Blumen wieder hin. Aber die Lehrerin weist jetzt die Blumen zurück und sagt: »Nein, Gretchen, wir wollen dir heute deine Blumen nicht nehmen, wir haben ja genug andere.« G. bleibt im weiteren Verlauf der Stunde still und gedrückt und verschwindet nach Schluß des Unterrichts auffallend schnell aus der Klasse, sie will einer Aussprache mit der Lehrerin, der gegenüber sie sich plötzlich sehr unsicher fühlt, aus dem Wege gehen.

Die Lehrerin kennt die Stellung des Kindes in der Familie. Sie weiß, daß G. es nicht leicht hat sich zu behaupten, als einzigstes Mädchen unter vier Brüdern. Sie war zudem acht Jahre lang die Jüngste, was ihr eine gewisse Vorzugsstellung einräumte, dieser ging sie verlustig, als das kleine Brüderchen eintraf. G. antwortet auf diese Verhältnisse mit einem starken Geltungsstreben.

Erfreut über den schönen Stiefmütterchenstrauß bringt G. ihn in die Schule, aber sie begnügt sich nicht damit, ihn wie die anderen Kinder es tun, einfach der Klasse zur Verfügung zu stellen; sie will, daß die Lehrerin erfährt, sie, gerade sie habe den schönen Strauß mitgebracht. Manchmal kommt es wohl vor, daß eine von den Mädchen der Lehrerin erzählt, diesen Strauß hat Trude oder Käte oder wer es gerade war, mitgebracht. Das geschah in diesem Falle nicht, und nun verfällt G., deren Geltungsstreben durch den Mißerfolg verstärkt ist, und der nun die einfache Bestätigung der Lehrerin: »So, du hast den Strauß mitgebracht, er ist schön, wir danken dir dafür«, die erfolgt wäre, wenn G. gesagt hätte: »Der Strauß ist aus unserem Garten«, nicht mehr genügte, auf ein sehr unglückliches und unbrauchbares Mittel, sich die Beachtung der Lehrerin zu sichern. Sie gibt sich eine Einzelstellung in der Klasse und gebraucht den Trotz, um einen Konflikt mit der Lehrerin hervorzurufen.

Das Benehmen des Kindes zeigte, daß die unvermeidliche Niederlage, die es erlitten, das gänzliche Fehlschlagen all seiner klug berechneten Maßnahmen, durch die es zur besonderen Geltung zu kommen hoffte, als harte Strafe empfunden wurde. Diese Erfahrung kann dem Kinde nicht erspart werden. Die Lehrerin, die sich nicht aus der Ruhe bringen ließ, nicht ärgern ließ, die Gefährtinnen, die leicht auf die Blumen verzichteten, die völlig nebensächliche Behandlung der ganzen Angelegenheit verhinderten das sich »Oben« fühlen des Kindes. Es blieb »Unten«.

Es ist selbstverständlich, daß die Lehrerin Gelegenheit nahm mit dem Kinde über den Vorgang zu sprechen. Es ist wichtig, daß das Kind erkennt, nicht die Lehrerin verhängte eine Strafe, sondern es selbst schloß sich aus der Gemeinschaft aus und litt darunter, wie jeder Mensch leidet, der sich allein stellt. Am besten erfolgt eine solche Aussprache im Anschluß an eine Leistung, die dem Kinde irgendwie gelingt, und die man gleich zum Ausgangspunkt der Ermutigung benutzen kann. Das Kind muß erfahren, auf das »Mitmachen« kommt es an, nicht auf das »Oben« sein. Das Mitmachen aber ist viel leichter zu schaffen als das »Oben« sein. Manchmal gibt ein Kind ganz zutraulich dem Lehrer sehr bald recht. Es ist aber auch kein Mißerfolg für den Lehrer, wenn das Kind nicht ohne weiteres zustimmt, das erlaubt ihm oft sein krankes Geltungsstreben nicht. Der Lehrer kann beruhigt sein, das Kind überlegt sich den Fall doch, und bei der nächsten Gelegenheit merkt man einen kleinen Fortschritt zur Gemeinschaftsbereitschaft. Tritt aber ein deutlicher Rückschritt ein, so kann man sicher sein, das Kind hat eine neue Niederlage erlebt, vielleicht außerhalb der Schule, man muß versuchen, dahinter zu kommen.

Wie jedes Problem in diesem engen Rahmen nur kurz berührt werden kann, so muß ich mich auch auf weniges über die Lüge beschränken, trotzdem ich mir bewußt bin, daß gerade die Lüge im Schulleben eine große Rolle spielt. Schuld an der Lüge ist die Unsicherheit des Kindes, das sich einer von ihm verlangten Aufgabe gegenübersieht, zu welcher ihm der Mut fehlt, um sie glücklich auszuführen. Vom Erwachsenen erhält es nun in den meisten Fällen Strafe für die oft aus Mutlosigkeit mißlungene Leistung, oder für eine Ungeschicklichkeit, die es vielleicht im Eifer des Spiels begangen hat. Es brauchte aber Hilfe in seiner Ohnmacht. Durch die erlittene Strafe verliert es das Vertrauen zum Erwachsenen. Je entmutigter ein Kind ist, desto leichter bereit zur Lüge.

Wir haben es in der Schule in der Hauptsache mit zwei Arten von Lügen zu tun. Es wird versucht, mit Hilfe der Lüge einer Strafe zu entgehen für eine Ungeschicklichkeit oder einen dummen Streich, und es wird versucht, durch die Lüge eine Nichtleistung zu verschleiern und zu verbergen. Das ist die in der Schule häufigst vorkommende Lüge. Ich rechne zu ihr auch die Täuschungsversuche. Eine Ursache der Schullüge, die Lehrern so viel zu schaffen macht, liegt wieder in unseren veralteten Wertungen, die sich mit den Erfahrungen und den Erkenntnissen des heutigen Standes der Seelenkunde nicht mehr vertragen. Schon in einer Anstalt, in der die Kinder durch Beeinflussung der Lehrer vor Überschätzung ihrer unter den Arbeiten erhaltenen Wertungsnummern bewahrt werden, nehmen die Täuschungsversuche ab. Es ist sicher richtig, daß Kinder, die an die heutige Wertungsart gewöhnt sind, danach verlangen, wenn man damit aufhört. Noch mehr wünschen die Eltern die, in das starre Nummernsystem eingepreßte, Wertung der Arbeiten. Sie wollen ihren eigenen Ehrgeiz durch die guten Nummern der Kinder befriedigen. Sie schätzen den Ehrgeiz bei ihren Kindern als ein gutes Mittel, den Arbeits- und Lernwillen der Kinder zu steigern; mit Unrecht, wie ich hoffe, zum Verständnis gebracht zu haben. Gewöhnt man die Kinder nicht an eine Wertung, so entbehren sie dieselbe gar nicht. Wenn man den Größeren die Gründe auseinandersetzt, warum man ohne Nummern auszukommen wünscht, sehen sie überraschend schnell den Vorteil, den sie davon haben. Einige Ehrgeizige mögen innerlich nicht gern zustimmen, aber gerade ihnen ist ja die Nummerneinteilung für die Leistungen so schädlich.

Bei einem Kinde, welches aus Angst vor Strafe log, gelang es auffallend schnell, eine Besserung zu erzielen. Es versuchte bei jeder kleinen Vergeßlichkeit, bei jedem kleinen Vorkommnis, bei dem es nicht sicher war, wie die Lehrerin es auffassen würde, sich herauszulügen. Die Lehrerin zeigte nun bei diesen Gelegenheiten die Überflüssigkeit der Lüge, ohne aus der Lüge etwas Wichtiges zu machen und sorgfältig vermeidend, den kleinen Anlässen einen besonderen Wert beizulegen. Als das Kind wieder einmal die Lehrerin belog, gelang es dem Mädchen, die Lehrerin wirklich zu täuschen, diese setzte gar keinen Zweifel in die Worte des Kindes. Zwei Minuten darauf war das Kind bei der Lehrerin und gestand, es habe die Unwahrheit gesagt, die Sache verhielte sich doch anders. Die Lehrerin bestätigte diese Verbesserung durch eine einfache Kenntnisnahme: »Es ist gut und erledigt.« Seit diesem Fall sind dreiviertel Jahr vergangen, das Kind hat nicht wieder versucht, sich herauszulügen. Die Gesundung des Kindes ist bereits so weit vorgeschritten, daß es den Erfolg, den es früher zu seinen Gunsten gebucht hätte, als Scheinerfolg erkannte, und daß seine Einstellung die Tatsache nicht mehr ertrug, einen Erfolg auf Kosten eines anderen erreicht zu haben. Mit dem Vertrauen zur Schule, zur Lehrerin ist auch der Mut zur Wahrheit gekommen.

Seltener, aber doch leider häufig genug, kommt die zweite Art der Lüge vor, vermittelst derer sich das geltungsbedürftige Kind eine bevorzugte Stellung bei den Kameraden, manchmal auch beim Lehrer sichern will. Hierher gehört die Großsprecherei. Diese zweite Art der Lüge ist die gefährlichere, verrät ein bereits tief in Mutlosigkeit versunkenes Kind, verlangt besondere Beachtung, besondere Behandlung des betreffenden Kindes vom Lehrer. Diese Aufgabe liegt schon auf der Grenze zwischen Pädagogik und Heilpädagogik. Es wird zuerst festzustellen sein, wo liegt die Entmutigung im Leben solchen Kindes. Es kann sich so weit in ein fiktives Erleben hineinsteigern, daß es selbst an seine Räubergeschichten fest glaubt. Es ist aufzudecken, warum das Kind eine so starke Phantasie zu Hilfe nehmen muß, um sein Geltungsstreben zu befriedigen, irgendwo liegen sicher in der Umgebung vom Kinde ständig erlebte Niederlagen zugrunde, sonst brauchte sich ein Kind nicht in eine solche Scheinwelt der Geltung zu retten. Gerade hier möchte ich wieder eindringlich davor warnen, als Ursache erbliche Belastung anzunehmen. Lügen die Eltern, so hat es das Kind eben von den Eltern gelernt, aber nicht geerbt. Nichts kann für den Lehrer hinderlicher sein in der Erziehungsarbeit voranzukommen, als solche Voreingenommenheit. Sowie aber die Ursache der fiktiven Zieleinstellung aufgedeckt ist, wird man oft dieser Ursache des falschen Lebensziels zu Leibe gehen können und die Zieleinstellung verbessern können, damit wird das schlechte Mittel der Lüge überflüssig. Es ist leider wahr, daß dort, wo ungünstige soziologische Verhältnisse nicht verbesserungsmöglich sind, wenig Erfolg von noch so hingebender Arbeit zu spüren sein wird. Ein unglückliches Kind aber noch durch Prügel quälen, ist überflüssig, weil gänzlich zwecklos. Ein Lehrer, der bei solcher Methode von Erfolgen spricht, zeigt dem Kundigen nur, daß es ihm mangelt an jeder Einsicht in die menschlichen Beziehungen.

Erziehung zur Gemeinschaft

Das Ziel jeder Erziehung soll die Gemeinschaftsbereitschaft des Menschen sein. Wenn wir die Gemeinschaft ansehen, in der das Kind lernen soll, sich zurecht zu finden, so müssen wir zugeben, daß wir gezwungen sind, das Kind vorzubereiten auf das Zurechtkommen in einer Kultur, die weit davon entfernt ist, eine Gemeinschaft zu sein im Sinne des Geltenlassens aller berechtigten Lebensforderungen der einzelnen Menschen. Die Welt ist eingestellt auf den Kampf um die Macht zwischen Mann und Weib, zwischen den politischen Parteien. Der Kampf geht um die wirtschaftliche Vorherrschaft der Klassen, er geht um die politische und wirtschaftliche Vorherrschaft der Länder der Erde. Er ruht nicht auf religiösem Gebiet. Ganz allmählich mehren sich aber die Anzeichen auf allen Gebieten und aus allen Teilen der Welt, daß die Einsicht vordringt, die Menschheit vernichtet sich selbst, sie frißt sich gegenseitig auf, wenn sie nicht aus den Erfahrungen der Neuzeit den Schluß zieht, daß nicht ein Gegen-, sondern allein ein Miteinanderarbeiten die Menschheit vorwärts bringen kann.

Die Gemeinschaft ist sich des ungeheuren Einflusses der Schule auf die sich bildende Lebens- und Weltanschauung des heranwachsenden Menschen, von der dann wieder die politische Richtung abhängt, wohl bewußt. Zu allen Zeiten hat deshalb jede politische Strömung im Lande versucht, Macht über die Lehrerschaft zu gewinnen, sei es, daß man sie in völlige wirtschaftliche Abhängigkeit von der jeweilig herrschenden Partei zu bringen trachtet, sei es, daß man mit allen Mitteln der geistigen Beeinflussung auf die Lehrerschaft einzuwirken sucht. Der Lehrer wird, wie jeder Mensch, bei seiner politischen Stellungnahme prüfen müssen, wie weit er mit seiner Einstellung den rein wirtschaftlichen Klassenforderungen der einzelnen Parteien unterliegt. Diese wirtschaftlichen Interessen der Parteien gehen meist nicht auf das allgemeine große »Ganze«, sondern vertreten Sonderforderungen, die mehr oder weniger berechtigt nur einzelnen Gruppen der Gemeinschaft zugute kommen, häufig ohne die geringste Rücksicht, ob andere Gruppen dabei zu Schaden kommen. Jeder wird selbst entscheiden müssen, wie weit seine berechtigten Ansprüche auf wirtschaftliche Sicherstellung seine persönliche politische Parteieinstellung beeinflussen darf. Jeder muß selbst entscheiden, was für persönliche Opfer er bringen muß, um mitzuwirken an der Weltpolitik, an dem Zusammenwirken des »Ganzen«, von dessen reibungslosem Zusammenspiel oder zerstörendem Machtwillen auch jede nationale Arbeit abhängen wird. Erst die Ruhe und Sicherheit, die weltpolitischer Übereinklang dem einzelnen

Staat gibt, wird es möglich machen, die nationalen Güter und Werte einem Volke zu erhalten. Völlige Freiheit der Entscheidung, welchen Weg er gehen will, steht dem Lehrer zu.

Diese Freiheit nun, die der Lehrer selbst beanspruchen darf und soll, muß er auch seinen Schülern zugestehen. Es wäre nicht im Sinne der Erziehung zur Gemeinschaft, ein Kind einer bestimmten politischen Richtung zuzuführen. Bei den ständig wechselnden Wegen der Gemeinschaft, bei ihrem unsicheren Suchen nach den für die Gesamtheit der Menschen besten Formen des Staatswesens, wissen wir nicht, ob die heute uns gemeinschaftsfreundlichst erscheinende Partei, auf die wir das Kind, den Jugendlichen einstellen würden, nicht in wenigen Jahren, noch ehe der Jugendliche zum politisch mitzählenden Menschen herangewachsen ist, von anderen Richtungen überholt worden ist.

Erziehung zur Gemeinschaft heißt dem Jugendlichen den sicheren Blick für die Gemeinschaftsbeziehungen der Menschen vermitteln, damit er mutig werde, um zu gegebener Zeit, frei, aus eigenem Urteil, aus dem sicheren Gefühl für die jeweils brennenden Gemeinschaftsforderungen der Menschheit heraus, auch die politische Richtung zu wählen, die seinem Ermessen nach dem augenblicklichen Zustand der Kultur im Sinne der Gemeinschaftsförderung am besten entspricht. Hemmungen unglücklichster Art legt man dem Jugendlichen in den Weg, wenn man ihn, wie es heute von allen Seiten geschieht, festlegt auf eine politische Tradition. Um nicht mißverstanden zu werden, betone ich, auch die links stehenden Parteien haben bereits eine Tradition. Die Welt aber schreitet weiter. Man soll die Tradition ehren, anerkennen, was geleistet worden ist, aber man soll den Blick offen halten, bereit bleiben, vorwärts zu gehen.

In der Schule erkennt der Lehrer zuerst, wenn er einer neuen Klasse gegenübersteht, die guten, emsig mitmachenden Schüler, und die ganz schwachen. Er wird versuchen müssen, möglichst bald Aufschlüsse zu erhalten über das »Zuhause« der schwachen Schüler, um sie richtig anfassen zu können. Bei dem größeren Interesse, welches er naturgemäß diesen schwachen Schülern zuwenden muß, kommt er aber doch zugleich in ständige Berührung mit den andern Schülern der Klasse, die sich irgendwie störend oder helfend diesen Schwächlingen gegenüber verhalten. Ebenso wird er auch bei der Beobachtung der mit lebhaft sich äußerndem, übermäßigen Geltungsstreben behafteten Kinder Aufschlüsse über die Einstellung der anderen Kinder erhalten, je nachdem, ob sie den nach Herrschaft strebenden Kameraden Widerspruch oder Gefolgschaft leisten. Als gesondert dastehend werden sich bald die schüchternen, zurückhaltenden Einspänner zeigen. Bei einer großen Klasse, oder bei wenigen Wochenstunden, die der Lehrer in einer Klasse verbringt, wird es sehr wichtig sein, so planmäßig bei dem Beobachten der Kinder vorzugehen; es ist für den Lehrer und die Kinder von Vorteil, wenn der Lehrer sich recht bald die psychologischen Einsichten zu verschaffen versteht.

In jedem Augenblick ist eine richtige Erziehung ein Weg zur Gemeinschaft. Wenn ich hier noch einige Beispiele anführe, so nur darum, weil sie besonders deutlich den Charakter der Erziehung »für einander« tragen. Sobald der Lehrer einen Ueberblick über seine Klasse hat, wird er versuchen, die guten Schüler heranzuziehen, um den Schwächeren zu helfen. Der Lehrer entdeckt, ein schwacher Schüler hat von einem guten Schüler die Arbeit abgeschrieben. In dieser durchaus unzweckmäßigen Handlung liegt aber ein Funken von Gemeinschaftsgefühl, den man benutzen kann. Statt nämlich eine schlimme, strafwürdige Angelegenheit aus dem Täuschungsversuch zu machen, ist es nützlicher, den guten Willen, dem Kameraden zu helfen, anzuerkennen, dann aber zu zeigen, daß die Sache falsch angefaßt ist. Man zeigt, daß der Abschreibende keinen Nutzen, sondern nur Schaden gehabt hat, und gibt nun die Anleitung, wie nutzbringend zu helfen ist. Man ermuntert bei der nächsten Arbeit wieder zu helfen, aber in der aufgezeigten richtigen Weise. Auch dem Abschreiber sagt man, wie er durch das geistlose Abschreiben eine Gelegenheit zum Üben versäumt hat, und ermutigt ihn, statt abzuschreiben, die Arbeit mit dem hilfsbereiten Kameraden durchzuarbeiten und sie dann selbständig anzufertigen. Eine noch mangelhafte, selbständige Arbeit ist mehr wert, als eine gute, unselbständige. Das müssen beide einsehen. Sache des Lehrers ist es dann, das Urteil über die Arbeit so zu gestalten, daß es unter allen Umständen eine Ermutigung wird.

Schüchterne Kinder sind sehr schwer zur Gemeinschaft zu erziehen. Sie haben sich ein von ihrem Standpunkt aus sehr brauchbares Mittel ausgesucht, um den Lehrer und die Klasse in ihren Dienst zu stellen. Alles muß warten, bis sie sich auf das Zureden des Lehrers hin bequemen, eine Ant-

wort zu geben. Auch hier muß man von der Klasse die
Geduld verlangen, zugunsten eines solchen Schwächlings,
die Klasse muß sich beherrschen lernen und geduldig warten,
bis es dem Lehrer gelungen ist, den Widerstand zu überwinden. Das schüchterne Kind verlangt eine sehr ruhige,
ernste, doch durchaus nicht weiche Behandlungsweise. Seine
Schüchternheit darf ihm niemals als Entschuldigungsgrund
durchgehen. Seine Zielsetzung muß ihm deutlich als gemein-
schaftsfeindlich hingestellt werden. Schüchternheit bedeutet
ein großes Mißtrauen in die Umgebung, die Ursache dieses
Mißtrauens muß erkannt werden. Das Kind aber muß man
erleben lassen, daß dieses Mißtrauen unberechtigt ist. Aus-
lachen verträgt kein Kind, ein schüchternes aber bekommt
dadurch einen willkommenen Grund, sich ganz in sich zu-
rückzuziehen. Die Klasse muß ganz deutlich auf den Schaden, den sie dem Kameraden damit antut, hingewiesen werden.

Unzählige Möglichkeiten bieten sich jedem Lehrer in der
Schule und sind jedem Lehrer Anlaß zur Gemeinschaft zu
erziehen. Das Nebeneinanderliegen der vielen Klassen, die
gemeinsamen Erholungsplätze, die gemeinsam benutzten
Lehrräume, die Lage der Schulhöfe, auf denen die immer zu
lauter Freude und überlautem Eifer Gelegenheit gebenden
Turnspiele gepflegt werden, geben Gelegenheit dazu. Wie die
Erziehungsmaßnahmen auch aussehen mögen, und sie werden unendlich verschieden aussehen, immer wird es darauf
ankommen, daß das Kind den Lehrer nicht als strafende
Autorität erlebt. Die Kinder müssen deutlich das Gefühl
haben, wenn zum Beispiel der Lehrer ein auf dem Schulhof
zu laut gewordenes Spiel abbrechen muß, weil die anderen
Klassen im Unterricht gestört werden: der Lehrer kann gar
nicht anders handeln, er untersteht denselben Gemeinschafts-
gesetzen wie wir, er straft nicht, weil er die Macht hat, er
würde uns die laute Freude an unserem Spiel gönnen, wenn
eben nicht noch andere da wären, die gestört werden. Wir
selbst werden ja auch gestört, wenn wir drinnen in der
Klasse arbeiten, und es wird draußen zu laut beim Spiel. —
Dann erwacht meist sofort der Wunsch, der Wille, sich zu-
sammenzunehmen und leise weiterzuspielen. Es wird
zwar leicht wieder vergessen, der Lehrer muß eben ständig
erinnern. Hat der Lehrer aber zu rein äußerlichen autoritativen Mitteln gegriffen, so kann es ihm sehr leicht geschehen,
daß offene und heimliche Widersetzlichkeit ihn zwingt, zu

immer neuen Gewaltmitteln zu greifen. Im besten Falle setzt er sich durch, zur Rettung des Ansehens der Autorität vor sich selber, die Kinder haben keinerlei Vorteil, aber Schaden davon.

Auf einem Schulausflug gelangte eine Klasse von zehn- und elfjährigen Mädchen auf einen schönen freien Platz im Walde, der sofort lockte zum »Räuber- und Prinzessin-spielen«. In der Nähe hatte sich eine Anzahl von zwölf- bis dreizehnjährigen Knaben eine Burg aus herumliegenden Fichtenzweigen und Ästen gebaut. Sie feierten einen schul-freien Tag im Walde. Kaum hatten einige der Mädchen die Jungen entdeckt, als es schon losging: »Die gräßlichen Jungens! Sie sind immer so frech!« Die Lehrerin fragte ruhig: »Kennt ihr sie?« Die Antwort lautete: »Nein.« »Da wißt ihr doch gar nicht, ob sie frech sind!« Die Mädchen fingen an zu spielen, und nicht lange dauerte es, da erschien eine Abordnung von den Jungen bei der Lehrerin mit der Frage, ob sie mitspielen dürften. Die Mädchen hatten sehr schnell vergessen, daß Jungen »frech und gräßlich« sind. Es wurde eifrig und munter in bester Eintracht stundenlang gespielt, und es gab ein großes Bedauern, als man beiderseits an den Heimweg denken mußte. Die Mädchen gaben in einer Unterhaltung mit der Lehrerin nachher zu, daß man doch recht gut auch mit Jungen auskommen könnte, und einige der schlimmsten Schreier gegen die bösen Jungen bekannten sich ganz gern dazu, daß sie selbst doch wohl auch oft Schuld hätten, wenn die Jungen frech wären. Auch eine solche Ge-legenheit, an sich unwichtig erscheinend, kann ausgenutzt werden, um frühzeitig zu arbeiten an der besseren Einstel-lung der Geschlechter zueinander. Nichts ist in dieser Hin-sicht unbedeutend oder zu geringfügig. Bei gemeinsamer Erziehung von Knaben und Mädchen wird es natürlich reich-lich Möglichkeiten geben, diese durch unsere heutige Kultur so fest gegründeten gegenseitigen Entwertungen auszu-gleichen.

Viele Beispiele ließen sich noch anführen. Alle Beispiele aber haben den Mangel, daß sie nur als ein einmaliges Er-lebnis angesehen werden dürfen, das genau in derselben Form nie wiederkehrt. Beispiele zeigen, wie es einmal ge-macht worden ist, sie können nicht als Vorschrift gelten, sie sagen nicht, es muß gerade so gemacht werden. Es ist un-möglich, in einer Schilderung restlos alle, auch die kleinen und kleinsten Nebenumstände, die Stimmung, die genaue

Charakterologie der Mitwirkenden zum Ausdruck zu bringen. Erst das Zusammenwirken all dieser Teile schafft die Situation und löst die Erziehungsmaßregeln aus. Der mitwirkende Lehrer allein hat die genaue Übersicht und wird selbst die Objektivität aufbringen müssen, um zu entscheiden, ist es gelungen oder nicht, geht es auf diesem Wege, oder muß ich einen anderen einschlagen.

Alle menschlichen Beziehungen stehen unter dem Zeichen der Gemeinschaft. Die Erfahrung, daß wir Menschen als Einzelwesen unmöglich sind, daß wir körperlich und geistig vom Mitmenschen abhängen, führt uns immer von neuem auf die Suche nach dem besten Inhalt und den besten Formen für die menschliche Gemeinschaft. Die Erkenntnisse, welche uns Alfred Adler mit seiner Individualpsychologie vermittelt hat, beleuchten grell die Wichtigkeit der richtigen Erziehung von den ersten Tagen des Kindes an bis zu dem Augenblick, in dem der Mensch sicher genug geworden ist, seine Pflichten für die Gemeinschaft selbständig und mutig zu erfüllen.

Die Erkenntnisse der Individualpsychologie verlangen vom Lehrer die Anerkennung der ungeheuren, weittragenden Verantwortung, die er nicht nur für das einzelne Individuum zu übernehmen hat, sondern auch für die Gemeinschaft. Durch das spätere Zusammenwirken, der aus den Kindern herangewachsenen Persönlichkeiten, wird das Schicksal, das Zurechtkommen, das Vorwärtskommen der nächsten Generation entscheidend bestimmt.

Das Entscheidende für den Erfolg der Erziehung aber bleibt die Persönlichkeit. Die tägliche Selbsterkenntnis, die tägliche Prüfung der geleisteten Arbeit, das Erkennen der Fehler, das Erkennen der Fortschritte, das Erkennen der Bedürfnisse der Zeit wird der verantwortungsbewußte und gemeinschaftsbereite Lehrer von sich verlangen. Er wird den Mut haben müssen, täglich von vorn anzufangen, mit unerschütterlichem Optimismus, täglich mitzuarbeiten an der ewigen unendlichen Aufgabe der Erziehung der Jugend und damit der Menschheit.

»Stirb und werde.«

———